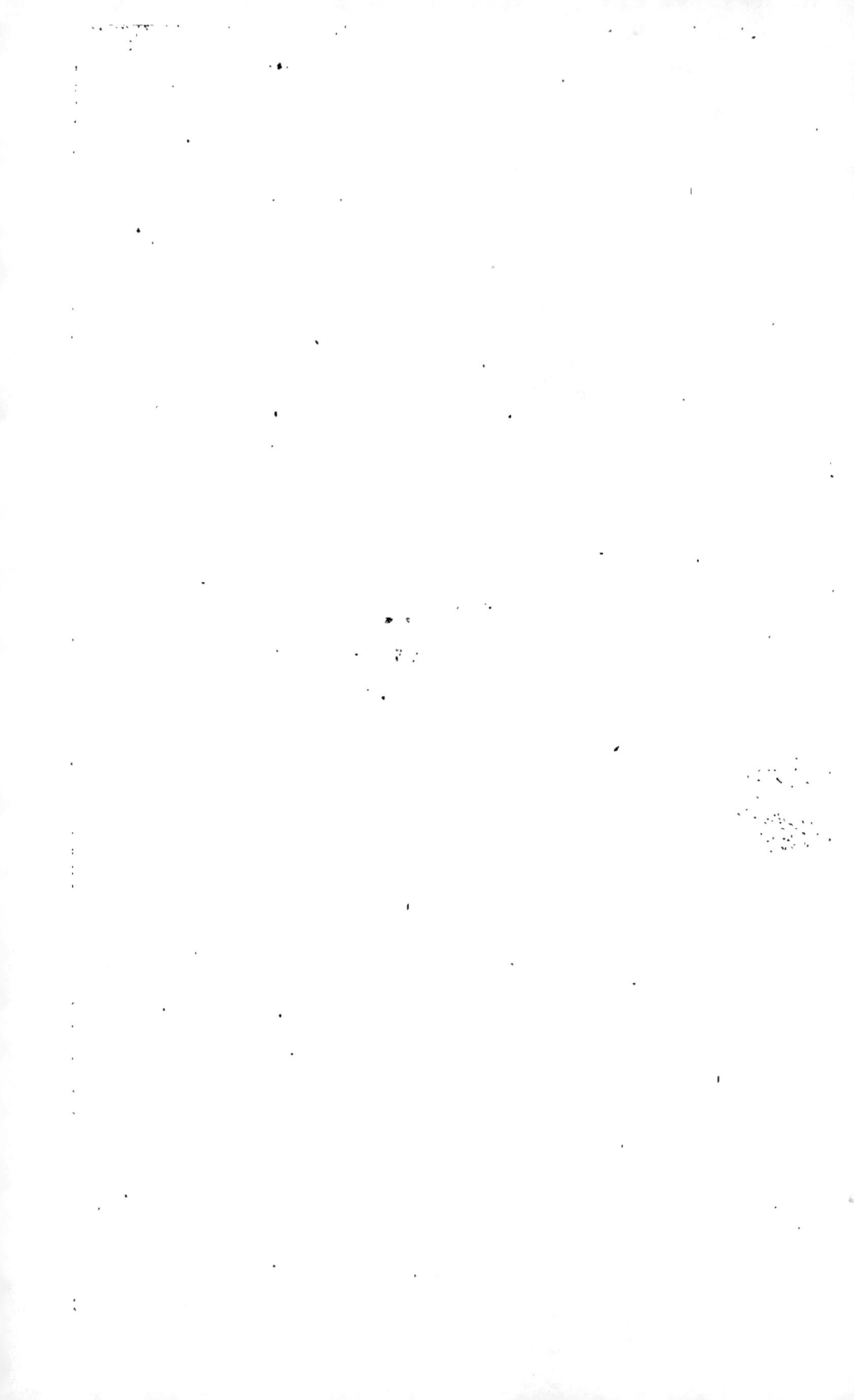

DICTIONNAIRE

DE

MÉDECINE

DOMESTIQUE.

Les formalités prescrites par la loi ont été remplies, tout contrefacteur ou débitant de contrefaçons sera poursuivi.

Cornillac

DICTIONNAIRE

DE

MÉDECINE

DOMESTIQUE,

Par M. L. N**.,

Docteur en médecine de la Faculté de Paris,
membre de plusieurs Sociétés savantes.

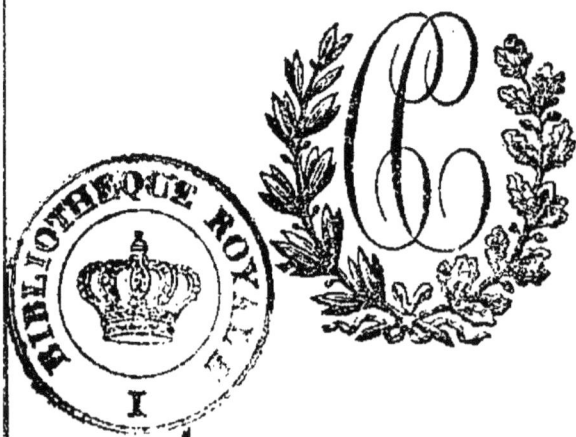

CHATILLON-SUR-SEINE,
(Côte-d'or)

C. CORNILLAC, IMPRIMEUR-ÉDITEUR.

—

1841.

DICTIONNAIRE

DE MÉDECINE

DOMESTIQUE.

───◆───

ABE.

ABEILLES.—Les piqûres des abeilles ou mouches à miel causent une douleur assez vive, et peuvent offrir du danger lorsqu'elles sont très-nombreuses, à raison de l'inflammation qu'elles déterminent dans la partie qui en est le siége, inflammation qui est à la fois l'effet de l'aiguillon que ces insectes laissent dans la plaie et du venin qu'ils y déposent.

On a conseillé contre les blessures d'abeilles le miel, l'urine, etc.; mais ces moyens sont peu efficaces. Il faut commencer par enlever l'aiguillon et appliquer ensuite sur l'endroit piqué des compresses imbibées d'eau froide, à laquelle on ajoutera du vinaigre; ou bien on déposera sur la piqûre une goutte d'alcali volatil ou d'essence de térébenthine.

M. Desvaux assure qu'une suite d'obser-

1.

vations lui a demontré qu'il était très-facile de détruire instantanément la douleur et l'enflure que produisent les piqûres d'insectes, en les frottant avec la première plante aromatique qu'on a sous la main, comme thym, serpolet, menthe, marjolaine, romarin, etc. Si ces plantes étaient trop sèches, on les humecterait avec un peu de salive et on les emploierait de la même manière.

Si les piqûres sont très-nombreuses, le malade se mettra au lit ; on lui administrera un verre d'infusion tiède de fleurs de sureau ou de tilleul avec cinq ou six gouttes d'alcali volatil, et on renouvellera cette boisson toutes les trois ou quatre heures.

Accouchement. — Il n'entre point dans notre plan de nous occuper des accouchements laborieux, qui nécessitent toujours la présence de la sage-femme ou du chirurgien. Nous indiquerons seulement les soins à donner, dans les cas ordinaires, aux personnes saisies subitement des douleurs de l'enfantement.

Dès que la femme commence à éprouver des douleurs, il convient, si elle est constipée, et si elle n'est pas allée depuis plusieurs jours à la selle, de lui donner un lavement de décoction de racines de guimauve, de graine de lin, ou simplement d'eau tiède; car les matières durcies et accumulées dans les intestins pourraient gêner la sortie de l'enfant. La femme devra aussi tâcher d'uriner pour vider la vessie qui, sans cela, pourrait également nuire au travail de l'accouchement.

L'accouchement peut avoir lieu debout, sur une chaise, etc.; mais il est plus prudent de faire coucher la femme sur un lit. Le meilleur est un lit de sangles solide, d'une largeur moyenne, placé de manière que le chevet soit appuyé contre le mur et qu'on puisse circuler commodément autour du pied et des deux côtés. Un premier matelas est posé sur ce lit, puis on en met un second qu'on n'avance que jusqu'au milieu du lit; c'est sur le bord de ce dernier que doivent être placées les fesses de la femme, afin que les parties génitales soient plus élevées et qu'on puisse facilement passer la main entre elles et le matelas. La partie du matelas qui dépasse le lit se relève contre le mur pour soutenir le dos et la tête de la malade. Il est bon de placer au pied du lit une planche transversale qui serve de point d'appui à la femme pendant les grandes douleurs.

Si la femme manifeste de l'appétit ou de la faiblesse, on peut lui accorder quelques aliments légers et de facile digestion, lorsque les douleurs ne font que commencer. Plus tard il y aurait de l'inconvénient à permettre autre chose que quelques cuillerées de bon bouillon. Les boissons ne doivent également ment être données qu'en petite quantité, surtout vers la fin du travail. Celles qui conviennent le mieux sont la limonade, l'eau d'orge, l'eau sucrée, le sirop de groseilles. Le vin excite le vomissement et dispose aux inflammations et aux pertes.

Beaucoup de femmes éprouvent, pendant le travail, des douleurs plus ou moins vives dans les reins; on les soulage en soutenant cette partie avec une serviette pliée, dont le milieu serve d'appui au point douloureux.

La sortie de l'enfant est ordinairement précédée de ce qu'on appelle la rupture de la poche des eaux. Car l'enfant est, pour ainsi dire, à l'état d'œuf dans le sein de sa mère; il est enveloppé d'une membrane qui forme autour de lui un sac sans ouverture et au centre duquel il nage dans un liquide qu'on appelle les eaux. Il ne faut donc pas s'effrayer de l'écoulement qui se déclare lorsque cette poche vient à crever. L'accoucheur est quelquefois obligé de la rompre lui-même, dans certaines circonstances qui ne peuvent être appréciées que par l'homme de l'art.

Lorsque la tête de l'enfant est sur le point de franchir le passage, il convient de soutenir le périnée, c'est-à-dire la partie comprise entre les organes sexuels et l'anus, pour prévenir les déchirures. Si la tête tardait à se dégager, on pourrait aider à sa sortie en glissant un doigt sous sa mâchoire inférieure.

Dès que l'enfant est né, il faut le coucher entre les cuisses de sa mère, assez près des parties génitales, pour que le cordon ne soit pas tiraillé. On coupe ensuite ce cordon à quatre travers de doigt du ventre et on le lie immédiatement si l'enfant est bien portant. Dans le cas d'apoplexie (voyez le mot *Nouveau-nés*) on laisse écouler auparavant une certaine quantité de sang. La ligature doit être assez large pour ne pas couper le cordon; on la place à deux travers de doigt du ventre. On enveloppe l'extrémité du cordon d'une petite compresse carrée.

Cette opération terminée, on donne à l'enfant les soins que l'on trouve indiqués dans le *Traité d'hygiène* qui fait partie de cette collection.

Traitement pendant les couches. Il faut avant tout se pénétrer de cette idée, que l'accouchement et les couches ne sont pas une maladie, mais une crise naturelle; il faut donc, en général, se borner à ne pas la troubler et à éloigner toutes les influences nuisibles, telles que l'impression du froid, une trop grande quantité d'aliments, les émotions morales, etc. Voici les principales règles à observer :

1º. Dans les premières vingt-quatre heures, il faut surveiller l'accouchée avec le plus grand soin, de crainte que, pendant son sommeil, elle ne soit atteinte d'une hémorrhagie mortelle.

2º. Les quinze premiers jours réclament des soins très-assidus, c'est-à-dire que l'accouchée doit éviter les refroidissements, les émotions morales, les écarts de régime, et qu'elle gardera le lit. Cette dernière condition est nécessaire pour prévenir la chute de l'utérus. C'est aussi à cette époque que la fièvre puerpérale peut survenir.

3º. Le régime et le traitement doivent être rafraîchissants. Pour toute nourriture, de la crème d'orge et d'avoine et de la panade à l'eau. Les personnes très-faibles peuvent se permettre un peu de bouillon gras extrèmement léger.

4º. Une température modérée de la chambre et du lit, et la plus grande propreté, sont nécessaires pour que les couches se passent heureusement.

5º. Il est indispensable de nettoyer les premières voies après les couches; c'est le meilleur moyen de prévenir la fièvre puerpérale. Mais il faut bien se garder de donner des purgatifs énergiques dans les trois premiers jours, pour ne pas troubler la crise qui s'opère dans les seins. Ainsi, dans les premiers jours, on administrera la potion de Rivière, et tous les soirs un lavement émollient, afin de rendre aux gros intestins toute leur liberté; mais, après le quatrième ou le cinquième jour, on prescrira un purgatif rafraîchissant qui sera continué pendant quelque temps. Ce qui convient le mieux est une cuillerée d'huile de ricin.

L'enfant devra être allaité par la mère pendant quelques jours, qu'elle veuille nourrir ou non. C'est nécessaire pour la conservation de l'enfant, et dans l'intérêt de la mère, pour prévenir les dépôts de lait.

On surveillera l'écoulement des lochies; une tasse d'infusion de camomille donnée de temps en temps est un excellent moyen en pareil cas; c'est aussi cette infusion qui calme le mieux les tranchées de l'utérus.

ACIDES. — Les acides les plus dangereux sont l'acide nitrique ou azotique (*eau forte, eau seconde*), l'acide sulfurique (*huile de vitriol, acide vitriolique*), l'acide chlorhydrique (*acide muriatique, esprit de sel fumant, acide marin*), l'acide nitro-chlorhydrique (*eau régale*), l'acide acétique (*vinaigre radical, acide pyroligneux, vinaigre de bois*), les acides oxalique, tartrique, citrique, etc.; l'eau de javelle, la liqueur de *Labarraque*, etc.

L'empoisonnement occasionné par tous ces acides exige le même traitement; trois indications principales sont à remplir : 1°. neutraliser l'acide qui peut encore être contenu dans le canal digestif, afin d'arrêter ses ravages. 2°. Combattre l'inflammation qu'il a déterminée. 3°. Conduire le malade vers la guérison à l'aide d'un régime alimentaire approprié. Pour remplir la première indication, on fera prendre au malade une grande quantité d'eau, dans laquelle on aura délayé de la magnésie (environ 32 grammes de magnésie par litre d'eau); on peut remplacer très-avantageusement la magnésie par de l'eau de savon très-chargée; à défaut de magnésie et de savon, on délaiera de la craie dans de l'eau, et on en donnera plusieurs verres au malade.

L'inflammation qui est la suite de l'empoisonnement par les acides, se combat par des évacuations sanguines, des applications de sangsues, des cataplasmes, des boissons adoucissantes et mucilagineuses, ou des lavements, si le malade éprouve de la difficulté à avaler. Lorsqu'on a été assez heureux pour arrêter les progrès de l'inflammation, dit M. Devergie, que la fièvre est tombée, que le malade a recouvré un sommeil calme, alors on peut commencer à relever ses forces épuisées. Les premiers aliments doivent être donnés en lavements, d'abord de l'eau lactée, de l'eau panée, puis des substances gélatineuses très-légères. L'eau gommée contenant un cinquième, puis un quart, puis un tiers de lait, est le premier aliment que l'estomac puisse supporter. On arrive progressivement au lait pur et le malade doit y être maintenu, non pas pendant douze ou quinze jours, mais durant quatre, six ou dix mois au moins. Toute autre alimentation devient nuisible en ce qu'elle n'est pas uniforme. On remplacera le lait par des bouillons de veau et de poulet, puis on commencera l'usage du poisson et enfin des viandes blanches.

ACIDE PRUSSIQUE OU HYDROCYANIQUE. — Cet acide est un des poisons les plus violents que l'on connaisse ; une seule goutte, placée sur la langue d'un chien ou sur l'œil d'un lapin, détermine une mort instantanée : c'est la substance qui tue avec le plus de promptitude et à la plus faible dose. Cet acide a une saveur d'amandes amères très-prononcée.

Lorsque l'acide prussique a été pris étendu d'une certaine quantité d'eau qui a modéré son action, et que la mort ne s'en est pas suivie instantanément, il faut s'empresser d'administrer des secours au malade. Lors même que le poison a été pris à haute dose, il ne faut pas s'en laisser imposer par un état de mort apparente. Dans tous les cas on aura recours au traitement suivant prescrit par M. Orfila dans les *Annales d'Hygiène*.

On administrera d'abord de l'émétique (25 à 30 centigrammes) si la substance a été introduite dans l'estomac, ou un lavement purgatif si la substance a déjà pénétré dans les intestins. On place en même temps sous le nez du malade un flacon contenant de l'eau chlorée (quatre parties d'eau et une de chlore liquide) ou de l'eau ammoniacale (une partie d'ammoniaque liquide des pharmacies et douze parties d'eau). On fait respirer pendant longtemps ces gaz, surtout le premier. On doit aussi recourir, dès le début, aux affusions d'eau très-froide sur la tête, la nuque et la colonne vertébrale. La saignée du bras et de la jugulaire n'est indiquée que quand il y a congestion cérébrale; il ne faut la pratiquer que dans des cas rares. En même temps que ces moyens sont mis en usage, on fait des frictions aux tempes avec de la teinture de cantharides, de l'ammoniaque; on applique des sinapismes.

A défaut d'émétique, de chlore et d'ammoniaque, on administrera du lait, de l'eau de savon, de l'huile d'olive, de la thériaque, et surtout quelques cuillerées à café d'huile de térébenthine, à quelques minutes d'intervalle.

ACONIT ROYAL OU CAPE DE MOINE.—Voyez *Plantes veneneuses irritantes.*

ALCALI VOLATIL.—Voyez *Ammoniaque.*

AMANDES AMÈRES. —Les amandes amères contenant une certaine quantité d'acide prussique, peuvent occasionner de violentes coliques aux personnes qui en mangent en trop grande quantité. Il en est de même des amandes renfermées dans les noyaux de pêches ou d'abricots. Cette espèce d'empoisonnement réclame les soins que nous avons indiqués au mot *Acide prussique*.

AMMONIAQUÈ OU ALCALI VOLATIL.—Cette liqueur est d'une grande utilité dans la médecine domestique : on l'emploie à la dose de six à douze gouttes dans un verre d'eau sucrée pour calmer l'ivresse ; on s'en sert également pour cautériser les morsures de la vipère et des animaux enragés. Mais administrée à haute dose, elle peut occasionner des empoisonnements très-dangereux ; on a même vu des individus succomber pour l'avoir respirée trop longtemps. L'empoisonnement par l'ammoniaque se traite comme l'empoisonnement par la potasse. Voyez ce mot.

ANTIMOINE.—Les préparations antimoniales les plus dangereuses, et qui causent le plus fréquemment l'empoisonnement sont : le tartrate de potasse antimonié (*émétique, tartre émétique, tartre stibié*), le deutoxide d'antimoine (*fleurs d'antimoine, antimoine diaforétique, bézoard minéral, céruse d'antimoine*), le sous-hydrochlorate d'antimoine (*poudre d'algaroth, mercure de mort*), le sous-hydrosulfate d'antimoine (*poudre des chartreux*), le chlorure d'antimoine (*beurre d'antimoine*), l'oxide d'antimoine sulfuré et mêlé de chaux (*foie d'antimoine, safran des métaux*), etc.

Les symptômes ordinaires de l'empoisonnement antimonial sont des vomissements abondants, des selles très-copieuses, une grande gène de la respiration, une sensation de serrement à la gorge qui l'empêche d'avaler, des crampes très-douloureuses, une espèce d'ivresse et un grand abattement.

Si la personne empoisonnée par une préparation d'antimoine éprouve des douleurs et des crampes d'estomac et des vomissements abondants, il faut favoriser ces vomissements en lui administrant quelques verres d'eau sucrée. Si malgré l'emploi de ces moyens, le vomissement ou les douleurs persistent ou augmentent, dit M. Orfila, on donne un grain d'extrait d'opium dans un verre d'eau sucrée, et on réitère trois fois ce médicament à un quart d'heure d'intervalle si les accidents ne sont pas calmés.

A défaut d'extrait d'opium, on ferait prendre une once de sirop diacode dissous dans un verre d'eau ; enfin si on ne pouvait pas se procurer ce sirop, on donnerait une décoction de pavot préparée en faisant bouillir pendant un quart d'heure trois ou quatre têtes de pavot dans deux verres d'eau et en y ajoutant trois onces de sucre. Cette potion serait administrée en trois doses à demi-heure d'intervalle. Dans le cas où les accidents persisteraient ou augmenteraient, il faudrait appliquer 12 .ou 15 sangsues sur la région de l'estomac ; la même application devrait être faite sur la région du cou si le resserrement de la gorge empêchait le malade d'avaler.

Si, au contraire, l'individu qui a pris une préparation antimoniale n'a pas vomi et présente néanmoins des symptômes d'empoisonnement, on doit administrer plusieurs verres d'eau sucrée. Si le vomissement n'a pas lieu, on fait bouillir dans deux litres d'eau, pendant dix minutes, quatre ou cinq noix de galle concassées, ou 30 grammes de quinquina en poudre grossière. A défaut de cette substance, on emploie l'écorce de chêne ou de saule ; on administre plusieurs verres de cette boisson. La noix de galle doit être préférée aux substances énumérées. On doit bien se garder de faire prendre au malade de l'ipécacuanha, du sulfate de cuivre, etc., dans le dessein d'exciter le vomissement. Ces médicaments aggraveraient la maladie en augmentant l'irritation.

APHTES. — Les aphtes sont de petits ulcères blanchâtres qui surviennent à la voûte du palais, au bord de la langue, à l'intérieur des joues et des gencives. Ils sont assez communs chez les enfants à la mamelle, qui refusent alors le sein de la mère, dépérissent et finissent par succomber si on n'y porte pas promptement remède.

Le traitement des aphtes est très-simple. Aussitôt qu'il s'en déclare chez un enfant, il faut lui appliquer quelques sangsues sous le menton et aux angles de la mâchoire. On lui fera des injections dans la bouche avec de l'eau de guimauve, et lorsque ces moyens auront dissipé l'inflammation, et que le cercle rougeâtre qui entourait d'abord les aphtes aura disparu, on touchera ces petits ulcères avec un pinceau trempé soit dans du miel délayé avec un peu de vinaigre, soit avec de l'acide muriatique étendu de trois ou quatre fois son volume d'eau.

Chez les grandes personnes, si l'inflammation est considérable, on appliquera quelques sangsues, on emploiera des gargarismes émollients et on touchera les aphtes comme nous venons de le dire avec du miel vinaigré ou de l'acide muriatique.

APOPLEXIE. — Les symptômes de l'apoplexie varient suivant que l'attaque est plus ou moins violente. Si elle est faible, il y a seulement embarras de la langue, engourdissement dans les membres de l'un ou de l'autre côté du corps, somnolence, légère distorsion de la bouche et trouble des facultés intellectuelles. Si elle est au contraire forte, on observe une diminution, ou même une abolition complète des fonctions de

l'entendement, la perte plus ou moins
complète du sentiment, et la paralysie.
Lorsqu'elle est très-violente, elle tue immédiatement le malade; on·la nomme alors
apoplexie foudroyante.

Les signes qni annoncent une attaque
d'apoplexie sont principalement de la pesanteur de tête, des absences de mémoire,
la diminution ou la perte de l'ouïe ou de la
vue, des tintements d'oreilles, l'engourdissement d'une partie du corps, surtout de
la langue, des crampes dans les jambes, un
vif besoin de dormir la journée, des contractions momentanées des muscles, de la
face et surtout des lèvres, etc. Mais ces
symptômes n'ont de valeur que lorsqu'ils
se rencontrent chez des sujets qui offrent
une constitution apoplectique, constitution
qui se reconnaît aux caractères suivants :
embonpoint souvent excessif, cou gros et
court, développement remarquable du
ventre, rougeur de la face surtout après le
repas, et pour peu que la personne se baisse,
pouls plein et fort, et développement des
veines jugulaires.

Toute personne qui présente les signes
de la constitution apoplectique doit éviter
avec soin tout ce qui peut augmenter la
masse du sang et le faire porter au cerveau; ainsi elle vivra sobrement, principalement de végétaux et d'aliments peu nourrissants; elle évitera tout excès de table, se

privera de café et de liqueurs, elle boira du vin léger ou même seulement de l'eau rougie; le soir elle ne prendra que des aliments très-légers, ou mieux encore, elle s'abstiendra de manger; un exercice modéré à pied ou à cheval lui sera favorable; jamais elle ne veillera. Sa tête sera toujours élevée par plusieurs oreillers pendant le sommeil qui ne sera pas trop prolongé; il faut en outre maintenir la liberté du ventre par des lavements émollients, pour prévenir la constipation; enfin on respectera les anciens écoulements, les maladies de la peau et surtout les hémorrhoïdes.

Les premiers secours à donner à une personne atteinte d'apoplexie consistent à la dépouiller de ses vêtements ou à les desserrer de manière qu'ils ne compriment ni le cou, ni la tête, ni le tronc; on la placera ensuite sur un lit, en ayant soin de lui tenir la tête élevée par plusieurs oreillers et un peu inclinée en arrière. Lorsque la saison est chaude, on transportera le malade sans le remuer brusquement, dans un endroit où la température soit peu élevée et on ne lui couvrira pas la tête.

On devra s'être empressé d'aller chercher le médecin qui, à son arrivée, pratiquera une copieuse saignée si le malade est encore jeune, s'il a de l'embonpoint, et la face rouge. Des applications froides, même de glace renfermée dans une vessie, seront faites avec avantage sur le front et sur le crâne après qu'on aura saigné et surtout pendant que les pieds sont dans l'eau chaude. Les personnes qui soignent l'apoplectique devront même, en attendant l'homme de l'art, appliquer une vingtaine de sangsues au malade, sur les tempes ou derrière les oreilles, s'il présente les symptômes que nous venons d'indiquer, c'est-à-dire chaleur de la tête, rougeur de la face, constitution sanguine, etc. On lui fera également des frictions sur la peau des jambes et des cuisses ; on lui appliquera de la moutarde sur les mollets et en dedans des cuisses ; on lui donnera un lavement fait avec un litre d'eau dans laquelle on aura fait fondre une poignée de sel.

Les sangsues devront être appliquées de préférence à l'anus lorsque l'apoplexie paraît être la suite de la suppression d'un flux hémorrhoïdal.

Pendant le traitement, le malade fera un usage abondant de boissons délayantes, par exemple d'eau d'orge et de tisane de chiendent.

Si l'individu est faible et âgé, il faut se borner aux applications de sangsues et y joindre l'usage des topiques froids sur la tête, des vésicatoires placés sur les jambes ou les cuisses, des lavements irritants, composés, par exemple, de 16 grammes de séné dans un demi-litre d'eau, avec addition de 16 grammes de sel de Glauber, etc.

est administré à temps, et avant que le poison ait passé dans la circulation; c'est le péroxide de fer hydraté : on en fait prendre au malade 100 ou 150 gramm. dans de l'eau sucrée. En général il ne faut pas craindre de l'administrer en grande quantité; car d'un côté il en faut des doses assez considérables pour neutraliser l'effet de l'arsenic, et de l'autre c'est une substance innocente qui ne peut occasionner par elle-même aucun accident.

Voici la manière de préparer cet antidote dont il faudrait toujours avoir chez soi un flacon, surtout quand on est obligé d'avoir dans sa maison des préparations arsenicales pour détruire les rats et les mouches. On prend 250 grammes (demi-livre) de limaille de fer, on y verse peu à peu 1 kilogr. d'acide nitrique; il se produit alors un bouillonnement violent accompagné d'un dégagement de vapeurs rougeâtres; dès que ces vapeurs ont cessé de se dégager, même en chauffant légèrement le mélange, on y ajoute dix à douze parties d'eau; on décante la liqueur, on y ajoute peu à peu de l'ammoniaque jusqu'à ce que le papier de tournesol rougi, plongé dans le liquide, y prenne une teinte bleue; on filtre à travers un linge; on lave le résidu avec de l'eau distillée bouillante jusqu'à ce que les eaux du lavage n'aient plus de saveur et ne bleuissent plus le papier de tournesol rougi; ce résidu

ainsi lavé est l'hydrate de péroxide de fer;
on le conserve dans un flacon rempli d'eau
que l'on a fait bouillir et bien bouché.

Si l'on ne peut se procurer cet antidote,
on s'empressera d'exciter le vomissement en
donnant au malade plusieurs verres d'eau
sucrée, d'eau pure ou de décoction de guimauve, et en lui chatouillant le fond de la
bouche avec une barbe de plume ou avec le
doigt. On remplacera l'hydrate de péroxide
de fer par un morceau de chaux de la grosseur d'une noix délayé dans deux litres
d'eau.

ASCARIDES.—Voyez *Vers*.

ASPHYXIE.—On appelle asphyxie un état
de mort apparente avec interruption plus ou
moins complète de la respiration, et par
suite, de la circulation du sang. Cet état est
toujours déterminé par une cause qui agit
sur les organes respiratoires, soit en empê-
chant l'air atmosphérique de parvenir aux
poumons, soit en l'altérant et en lui com-
muniquant des propriétés qui le rendent
impropre à la respiration.

On distingue donc deux espèces d'asphyxies : 1°. asphyxie par la non respiration ou l'absence de l'air ; 2°. asphyxie par
la respiration d'un air vicié.

Les asphyxies produites par la non respiration sont : 1°. l'asphyxie des noyés;

2º. l'asphyxie des personnes étranglées, suf-
foquées ou pendues; 3º. l'asphyxie des nouveau-nés; 4º. l'asphyxie produite par la
chaleur; 5º. l'asphyxie produite par le
froid.

Les asphyxies par respiration d'un air
vicié sont le plus souvent : 1º. l'asphyxie
par la vapeur du charbon ou de la braise,
du raisin ou du vin en fermentation, des
mines de charbon et celle qui est produite
par la respiration de l'air des lieux où se
trouvent réunies beaucoup de personnes;
2º. l'asphyxie des fosses d'aisance, des
égoûts, des puisards. Enfin on comprend
aussi sous le nom d'asphyxie une espèce
d'engourdissement général produit par le
froid.

Chacune de ces espèces d'asphyxies demandant un traitement spécial, nous renverrons aux mots *Braise, Chaleur, Foudre,
Froid, Méphitisme, Noyés, Pendus* ou
étranglés, et nous terminerons cet article
par quelques règles qu'il ne faut jamais
perdre de vue lorsqu'on est appelé à secourir une personne asphyxiée.

1º. Les personnes asphyxiées ne sont
souvent que dans un état de mort apparente.

2º. Rien ne peut faire distinguer la mort
apparente d'avec la mort réelle, si ce n'est
la putréfaction.

3º. On doit donner des secours à tout
individu retiré de l'eau ou asphyxié par

d'autres causes, chez lequel on n'aperçoit pas un commencement de putréfaction.

4°. L'expérience a prouvé que plusieurs heures de séjour sous l'eau ou dans tout autre lieu capable de déterminer une asphyxie, ne suffisaient pas toujours pour donner la mort.

5°. La couleur rouge, violette ou noire du visage, le froid du corps, la raideur des membres, ne sont pas toujours des signes de mort.

6°. Les secours les plus essentiels à prodiguer aux asphyxiés peuvent leur être administrés par toute personne intelligente, mais pour obtenir du succès, il faut les donner, *sans se décourager*, quelquefois pendant plusieurs heures de suite. On a des exemples d'asphyxiés rappelés à la vie après des tentatives qui avaient duré six heures et plus.

7°. Quand il s'agit d'administrer des secours à un asphyxié, il faut éloigner toutes les personnes inutiles : cinq ou six individus suffisent pour les donner; un plus grand nombre ne pourrait que gêner ou nuire.

8°. Le local destiné aux secours ne devra pas être trop chaud : la meilleure température est de 17 degrés centigrades.

9°. Enfin les secours devront être administrés avec activité, mais sans précipitation et avec ordre.

Asphyxie des nouveau-nés.—Voyez *Nouveau-nés.*

Bains. — Nous avons vu dans le *Traité d'hygiène*, que les bains ordinaires produisent des effets très-variés suivant leur température. Nous nous bornerons à indiquer ici la composition de quelques bains médicamenteux dont l'usage est assez fréquent en médecine.

Bain gélatineux.

Colle de Flandre. . . . . . 1 kilogr.
Eau chaude. . . . . 10 litres.

Faites dissoudre à chaud et mélangez avec l'eau du bain. Cette espèce de bain est assez employée comme fortifiant.

Bain émollient.

Feuilles et fleurs de mauve, racines de guimauve. . . . . 2 kilogr.
Graine de lin. . . . . . . 250 grammes.

Faites bouillir le tout dans :
Eau commune. . . . . . . 5 litres.

Passez à travers un linge avec expression, et versez dans une quantité d'eau suffisante pour un bain général.

Bain sulfureux ou de Baréges artificiel sans odeur.

Hydrosulfate de soude cristallisé. . . . . 64 grammes.

Carbonate de soude. . . . . 64 grammes.
Chlorure de sodium ou sel
    marin . . . . 64 grammes.
Eau. . . . . 320 grammes.

Faites dissoudre et versez dans l'eau du bain.

Cette espèce de bain remplace avantageusement le bain de Baréges ordinaire qui se prépare en ajoutant à l'eau 150 grammes de sulfure de potasse liquide. On l'emploie beaucoup dans la gale et les autres maladies de la peau.

Les préparations destinées aux bains de Baréges, prises intérieurement, sont des poisons violents. Voyez le mot *Foie de soufre.*

BARYTE.—La baryte et ses préparations sont des poisons violents, notamment le chlorhydrate de baryte (*muriate de baryte*) et le carbonate de baryte. Ils déterminent un sentiment de brûlure à la gorge et à l'estomac, des douleurs violentes au creux de l'estomac, des nausées, des vomissements, des mouvements convulsifs, l'écume à la bouche, le hoquet, etc.

Les contre-poisons de la baryte sont le sulfate de soude (*sel de Glauber*), le sulfate de potasse et le sulfate de magnésie (*sel d'Epsom, de Sedlitz*). On administre l'un ou l'autre de ces remèdes à la dose de 32 grammes dans un litre d'eau. Si l'on ne peut se procurer ces sels, on les remplacera par de l'eau dans laquelle on jettera un peu de plâtre, ou simplement par de l'eau de puits, qui contient, dans presque tous les terrains, des sels propres à neutraliser la baryte, ce que l'on reconnaît lorsqu'elle est impropre à la cuisson des légumes.

BELLADONE.—Voyez *Plantes vénéneuses narcotico-âcres.*

BEURRE D'ANTIMOINE ou CHLORURE D'ANTIMOINE. —Voyez *Antimoine.*

BEURRE D'ÉTAIN ou CHLORHYDRATE D'ÉTAIN. — Voyez le mot *Etain.*

BISMUTH.—Les seules préparations de bismuth qui puissent causer l'empoisonnement sont le nitrate acide de bismuth et le sous-nitrate (*blanc de fard*). Les symptômes de l'empoisonnement par ces substances sont une sensation de brûlure à la gorge, de la difficulté à avaler, des vomissements ou des envies de vomir, de la constipation ou des selles liquides, noirâtres et infectes, le ballonnement du ventre, la chaleur de la peau, la suppression des urines, le vertige, etc.

Le traitement se borne à faire boire au malade de l'eau mélangée de blancs d'œufs battus, ou du lait, et à favoriser l'expulsion de la substance vénéneuse par le vomissement. Si l'empoisonnement a occasionné une inflammation violente, on la détruit plus tard par des émollients, des sangsues, etc.

BLANC DE FARD.—Voyez *Bismuth.*

BLANC DE PLOMB OU SOUS-CARBONATE DE PLOMB. — Voyez *Plomb.*

BLESSURES.—Voyez les mots *Plaie, Fractures, Contusion, Hémorrhagie,* etc.

BOIS-GENTIL OU DAPHNÉ, plante vénéneuse irritante.—Voyez *Plantes vénéneuses.*

BRAISE.— Beaucoup de personnes croient qu'on peut sans danger pour la vie ou la santé, brûler de la braise dans une chambre ou dans tout autre lieu fermé, et que les vapeurs du charbon sont seules nuisibles. C'est une erreur funeste qu'il importe d'autant plus de combattre que chaque année elle coûte la vie à plusieurs individus. En s'exposant aux vapeurs de la braise allumée, on court le même danger que si l'on s'exposait aux vapeurs du charbon allumé, c'est-à-dire que les émanations de la braise peuvent causer aussi promptement la mort que les émanations du charbon. Ainsi toutes les fois qu'on allume de la braise dans une chambre, dans une cuisine, etc., pour se chauffer ou pour tout autre usage, il faut prendre les mêmes précautions que si c'était du charbon, c'est-à-dire qu'on ne doit placer la braise allumée que sous une cheminée, afin que le courant d'air entraîne la vapeur malfaisante ; il convient même d'aider au tirage de la cheminée en ouvrant les portes ou les fenêtres.

C'est une erreur de croire qu'un morceau de fer placé sur le brasier en détruit les mauvais effets. Quelques personnes pensent que pour éviter tout danger, il suffit de quitter la chambre aussitôt que la braise est allumée, et de n'y rentrer que lorsqu'elle est éteinte; c'est également une erreur. C'en est une enfin de croire qu'on empêche la braise de produire des vapeurs malfaisantes en la couvrant de cendres.

Dans les cas d'accidents occasionnés par la vapeur de la braise, il faut, le plus promptement possible, retirer du lieu vicié la personne malade ou paraissant privée de vie, la placer au grand air, la tête un peu élevée, la débarrasser de tout vêtement capable de la gêner ou de la serrer, l'arroser légèrement et à plusieurs reprises d'eau fraîche ou d'eau vinaigrée, enfin employer tous les moyens indiqués contre l'asphyxie par le charbon.

BRULURES.—Il n'y a peut-être point de maladie contre laquelle on ait inventé autant de remèdes que contre la brûlure; chaque

commère a pour ainsi dire son remède in-
faillible qu'elle donne et emploie indis-
tinctement pour toute espèce de brùlure.
Elle guérit quelquefois, mais souvent elle
aggrave la maladie, parce que le même
moyen peut être utile ou nuisible suivant le
degré de la brùlure et le temps qui s'est
écoulé depuis qu'elle a eu lieu.

Les médecins distinguent trois degrés
dans les brùlures :

Une brùlure est du premier degré
lorsqu'une chaleur peu intense a été appliquée pendant un court espace de temps,
de manière que la partie brùlée n'a éprouvé
de son contact qu'une irritation plus ou
moins vive, bientôt suivie de rougeur, de
chaleur, de gonflement, et d'une augmentation de sensibilité.

Dans le second degré, qui a lieu lorsque
l'action de la chaleur a été plus forte et a
duré plus longtemps, non seulement il y a
irritation, mais il s'accumule de l'humeur
sous l'épiderme, et il se forme des vessies
ou cloches, comme dans le vésicatoire.

Enfin dans le troisième degré, il y a dé-
sorganisation de la peau, quelquefois même
des muscles et des tendons, et formation
d'escarres, c'est-à-dire de croûtes noires,
sèches et charbonneuses.

Le premier moyen à employer dans les
brùlures du 1er et du 2e degré c'est l'emploi des répercussifs et des astringents.

L'acétate de plomb liquide (*eau de Goulard*) est peut-être le meilleur moyen qu'on puisse employer en pareil cas. Mais pour en obtenir tout le succès qu'on doit en attendre, il faut, s'il est possible, plonger la partie tout entière dans cette eau. Après avoir laissé pendant quatre ou cinq heures la partie ainsi plongée dans ce liquide, on la retire et on l'enveloppe de compresses imbibées de la même liqueur, qu'on a soin d'humecter toutes les demi-heures. Si la partie n'est pas susceptible d'être plongée dans l'eau, on la couvrira de compresses mouillées et humectées fréquemment du même liquide. Ce seul moyen suffit pour guérir les brûlures du 1er et du 2e degré. Si on ne peut se procurer immédiatement de l'eau de Goulard, on la remplacera par de l'eau très-froide, par un cataplasme de pommes de terre ou de carottes rapées, ou mieux encore par de l'eau dans laquelle on fera fondre de l'alun, et que l'on appliquera en compresses. L'auteur anglais qui conseille ce dernier remède, raconte qu'un teinturier étant tombé dans une chaudière pleine d'eau bouillante où il était resté deux ou trois minutes, on le jeta de suite dans un tonneau rempli d'une forte solution d'alun où on le laissa deux heures; cet ouvrier fut en état de reprendre son travail en très-peu de jours.

Si malgré l'emploi de ces divers moyens, l'inflammation continuait d'augmenter, on aurait recours aux émollients, aux cataplasmes adoucissants.

Dans les brûlures du 2e degré, on vide les ampoules et on les recouvre d'un emplâtre de cérat de Galien, mélange de cire et d'huile, auquel on ajoute de l'opium ou du laudanum liquide, lorsqu'il y a une grande irritation ; on a soin de continuer en même temps l'usage des compresses d'eau de Goulard ou des cataplasmes, que l'on met pardessus l'emplâtre de cérat.

Lorsque la brûlure est produite par un corps gras, le meilleur moyen d'en prévenir les suites et de faire cesser la douleur, c'est d'appliquer un emplâtre de farine délayée dans du vinaigre. On laisse cette pâte sur la partie brûlée jusqu'à ce qu'elle tombe d'elle-même ; elle ne se détachera que lorsque la guérison sera parfaite.

Dans les brûlures du 3e degré, on couvre toute la partie de cérat de Galien et de compresses imbibées d'eau de Goulard. Après la chute des escarres, si l'ulcération est superficielle, on la panse simplement avec un emplâtre de ce cérat ; si elle est profonde, on la panse avec de la charpie fine et sèche, sur laquelle on met des plumasseaux enduits de cérat. Il faut avoir soin, en outre, de prévenir les adhérences ; par exemple, il faut tenir les doigts écartés jusqu'à ce que la cicatrisation soit parfaite ; il en est de même des paupières.

Outre ce traitement local, les brûlures du 3e degré et celles des deux premiers degrés, lorsqu'elles ont beaucoup d'étendue ou qu'elles intéressent des parties délicates, exigent souvent l'emploi de moyens généraux, tantôt pour prévenir ou combattre l'inflammation, tantôt pour ranimer les forces du malade, épuisées par une suppuration abondante. On remplira ces indications, qui du reste sont du ressort du médecin, par l'usage de la saignée, des boissons adoucissantes, des toniques, etc.

BRYONE, plante vénéneuse irritante. — Voyez *Plantes vénéneuses*.

CANTHARIDES. — Les cantharides, sous forme de poudre de teinture ou de poudre, prises intérieurement, ou appliquées à trop forte dose sur la peau, agissent comme un poison irritant énergique. Elles donnent lieu ordinairement aux symptômes suivants: saveur âcre, nausées, vomissements, évacuations fécales copieuses et souvent sanguinolentes, douleur très-vive au creux de l'estomac, coliques violentes, brûlement à la vessie, urine quelquefois mêlée de sang, érection opiniâtre et douloureuse, sensation de chaleur incommode, soif, convulsions, etc.

En attendant l'arrivée du médecin, on

fera vomir le malade en lui donnant de l'eau
tiède et en chatouillant l'arrière bouche avec
une barbe de plume ; on évitera de donner
l'huile d'olive que l'on recommandait autrefois en pareil cas; car on a reconnu qu'elle
dissout le principe vénéneux des cantharides et qu'elle augmente les accidents.
Quand le vomissement aura eu lieu, on administrera des boissons adoucissantes, telles
que décoction de guimauve, de mauve, de
graine de lin, eau sucrée. Indépendamment
de ces moyens, on injectera dans la vessie,
à l'aide d'une sonde ou d'une seringue, l'un
ou l'autre de ces liquides adoucissants, afin
de prévenir ou de guérir l'inflammation. Si
malgré ces médicaments, l'ardeur de la
vessie et la difficulté d'uriner persistaient,
on ferait des frictions sur la peau de la
partie interne des cuisses et des jambes avec
64 grammes d'huile dans laquelle on aura
fait dissoudre 8 grammes de camphre; on
administrera plusieurs tasses de tisane de
graine de lin légèrement camphrée, qu'on
pourra également injecter dans la vessie.

Si l'empoisonnement est la suite de l'application des cantharides sur la peau, on
suivra un autre traitement. On mettra le
malade dans un bain tiède ; on lui fera
boire de l'eau sucrée ; on lui appliquera des
sangsues à la région de la vessie ou au creux
de l'estomac, s'il se plaint de douleur à ces
parties.

Dict. de méd. 4

CAPE-DE-MOINE ou ACONIT-NAPEL. — Voyez *Plantes vénéneuses*.

CÉRUSE.—Voyez *Plomb*.

CÉRAT POUR LES LÈVRES. — On prend deux parties d'huile d'amandes douces et une de cire blanche pure que l'on expose à une douce chaleur au bain-marie, jusqu'à ce que la cire soit complètement fondue; on y ajoute quelques gouttes d'essence de rose, et on laisse figer. On peut le colorer en y ajoutant, avant de faire fondre ces ingrédients, un peu de racine d'orcanette.

CHALEUR.—L'asphyxie peut quelquefois avoir lieu par l'effet du séjour dans un lieu trop chaud. Il faut alors s'empresser de porter le malade dans un endroit plus frais, mais pas trop froid, et de le débarrasser de tout vêtement qui pourrait gêner la circulation. Lorsqu'il peut avaler, il faut lui faire boire par petites gorgées de l'eau froide, acidulée par du vinaigre ou du jus de citron, et lui donner des lavements d'eau vinaigrée, mais un peu plus chargée en vinaigre que celle destinée à être bue. Les boissons échauffantes sont toujours nuisibles en pareil cas. Les bains de pieds médiocrement chauds, auxquels on peut ajouter des cendres ou du sel, sont également indiqués. Le médecin peut seul décider s'il y a lieu à tirer du sang ; néanmoins si la maladie persiste et fait des progrès, on peut, sans attendre l'arrivée du médecin, appliquer 8 à 10 sangsues aux tempes et derrière les oreilles.

Si l'asphyxie a été déterminée par l'action du soleil, comme cela arrive souvent, surtout aux moissonneurs et aux soldats, le traitement est le même ; mais il faut dans ce cas, lorsque le malade ne sue plus, insister sur les applications froides sur la tête.

CHAMPIGNONS —Il n'y a guère que l'habitude qui puisse apprendre à distinguer d'une manière certaine les bons champignons des mauvais. Cependant les règles suivantes posées par M. Persoon, qui s'est beaucoup occupé de cette classe de végétaux, pourront fournir à cet égard d'utiles indications.

La principale règle pour parvenir à cette connaissance est, sans contredit, la manière dont les sens sont affectés par l'odeur et la saveur. On peut prendre pour type invariable de toutes les bonnes espèces le champignon de couches. Comme on sait, l'odeur en est assez suave et douce, et la saveur approche de celle de la noisette, sans laisser d'arrière goût désagréable, astringent ou styptique. Une odeur virulente, et qui a quelque ressemblance avec celle du radis ou plutôt de la terre des caves et des souterrains, indique une mauvaise qualité.

On doit se méfier des champignons qui croissent dans les bois touffus, bien que l'on y rencontre des espèces comestibles ; les parties de bois très-ombrageuses et humides ne produisent pas des espèces salubres. Ceux qui viennent au contraire au bord des forêts, dans les bruyères, les friches, les pâturages, dans les prairies sèches et parmi les broussailles, sont les meilleurs ou les moins dangereux. En général, plus la substance du champignon est blanche, compacte, sèche et cassante, moins il y a à craindre de son usage, si toutefois l'odeur et la saveur dont nous avons parlé se trouvent réunies.

Quant aux couleurs, on ne peut en tirer de conséquences certaines. Cependant il semble que la couleur d'un jaune pur et doré indique une bonne qualité ; au contraire, la couleur d'un jaune pâle, surtout celle de soufre, paraît propre aux espèces nuisibles. La couleur d'un rouge vineux ou violet, de la totalité ou d'une partie du champignon, semble être sans exception l'indice de sa salubrité ; au contraire les champignons qui sont d'un rouge plus ou moins foncé et sanguin sont malfaisants.

On a aussi indiqué plusieurs autres moyens pour distinguer les champignons salubres d'avec ceux qui ne le sont pas, mais ils sont trop vagues et trop incertains ; par exemple la viscosité du chapeau, la cavité

du pédicule, seraient une marque de nature
vénéneuse. La présence des vers et des li-
maces serait, au contraire, une indication
qu'on peut employer, comme aliment, de
pareils champignons.

Il y a aussi quelques précautions à prendre dans la manière de cueillir les champignons de bonne qualité. Il est bon, autant que possible, d'en faire la récolte dans
un temps un peu sec et surtout après la
rosée; de les prendre avant leur entier développement et même avant l'épanouisse-
ment complet du chapeau; car dans un trop
grand degré de maturité, la chair en devient
flasque, se putréfie, et les vers s'y développent. Au lieu d'arracher les champignons du sol, il vaut mieux en couper les
pieds ou les tiges près de la terre pour que
celle-ci ne s'introduise pas entre les lamelles,
les pores et les alvéoles. Quand on choisit
des espèces saines, il convient encore, avant
d'en faire usage, d'enlever les feuillets et
les tubes. Pour ce qui concerne les bolets,
on doit les couper pour s'assurer s'ils ne
changent pas de couleur et deviennent bleus;
alors il serait imprudent d'en faire usage.
Ensuite on les fait tremper dans de l'eau
froide ou tiède, en y mêlant tant soit peu
de vinaigre pour les faire blanchir; cette
eau doit être rejetée. On prétend que par ce
moyen on peut changer tous les champignons, même les plus insalubres. On favo-

rise leur digestion, d'abord en les mâchant longtemps, ensuite par des assaisonnements convenables. Lorsqu'ils ont été apprêtés, on ne doit pas les conserver, car ils s'altèrent facilement et acquièrent des propriétés malfaisantes.

Traitement de l'empoisonnement par les champignons. Les personnes qui ont mangé des champignons malfaisants éprouvent plus ou moins promptement tous les accidents qui caractérisent un poison âcre et stupéfiant, savoir des nausées, des envies de vomir, des efforts sans vomissement avec défaillance, sentiment de suffocation, d'oppression, souvent serrement et brûlement à la gorge, et toujours douleur à la région de l'estomac. Les vomissements sont quelquefois très-violents, les selles abondantes, noirâtres, sanguinolentes, accompagnées de coliques, ténesme, gonflement et tension douloureuse du ventre; d'autres fois il y a, au contraire, rétention de toutes les évacuations et enfoncement du nombril. A ces premiers symptômes se joignent bientôt des vertiges, la pesanteur de tête, le délire, l'assoupissement, des crampes douloureuses, les convulsions aux membres et à la face, le froid des pieds et des mains et la faiblesse du pouls. La mort vient quelquefois terminer en deux ou trois jours cette scène de douleur.

La marche, le développement des accidents présentent quelque différence suivant la nature des champignons, la quantité que l'on en a mangée et la constitution de l'individu. Quelquefois les accidents se déclarent peu de temps après le repas; le plus souvent ils ne surviennent qu'après dix ou douze heures.

Le premier soin, dans tous les cas, doit être de procurer la sortie des champignons vénéneux. Ainsi on doit employer un vomitif, tel que l'émétique ordinaire; mais pour rendre ce remède efficace, il faut le donner à une dose suffisante et l'associer à quelque sel propre à exciter l'action de l'estomac. On fera donc dissoudre dans un demi-litre d'eau chaude 20 à 25 centigrammes d'émétique, avec 8 à 10 grammes de sel de Glauber, et l'on fera boire cette solution à la personne malade par verrées tièdes, plus ou moins rapprochées, en augmentant les doses jusqu'à ce qu'il y ait évacuation.

Dans les premiers instants, le vomissement suffit quelquefois pour entraîner tous les champignons et faire cesser les accidents; mais si les secours convenables ont été différés, si les accidents ne sont survenus que quelques heures après le repas, on doit présumer qu'une partie des champignons ont passé dans les intestins, et alors il est nécessaire d'avoir recours aux purgatifs, aux lavements faits avec la casse, le séné et quelques sels neutres, pour déterminer des

évacuations promptes et abondantes. On
emploiera dans ce cas, avec succès, comme
purgatif, un mélange fait avec de l'huile
douce de ricin et du sirop de pêcher, que
l'on aromatisera avec quelques gouttes de
liqueur minérale d'Hoffmann, et que l'on
fera prendre par cuillerées plus ou moins
rapprochées.

Après ces évacuations, qui sont d'une
nécessité indispensable, il faut, pour remédier aux douleurs et à l'irritation produites
par le poison, avoir recours à l'usage des
mucilagineux, des adoucissants, que l'on
associe aux fortifiants. Ainsi on donnera au
malade de l'eau de riz gommée, une légère
infusion de fleurs de sureau coupée avec du
lait et à laquelle on ajoutera de l'eau de
fleurs d'oranger, de l'eau de menthe simple
et du sirop. On emploie aussi avec avantage
les émulsions, les potions huileuses aroma-
tisées avec une certaine quantité d'éther
sulfurique. Dans quelque cas, on sera obligé
d'avoir recours aux toniques, aux potions
camphrées, et lorsqu'il y aura tension douloureuse du ventre, il faudra employer les
fomentations émollientes, quelquefois même
les bains et les saignées ; mais l'usage de ces
moyens ne peut être déterminé que par le
médecin qui les modifie suivant les circonstances particulières ; car l'efficacité du traitement consiste essentiellement, non pas
dans les spécifiques ou antidotes dont on

abuse si souvent le public, mais dans l'application faite à propos de remèdes simples et généralement connus.

CHÉLIDOINE, vulgairement GRANDE ÉCLAIRE, plante vénéneuse irritante. — Voyez *Plantes vénéneuses*.

CHLORE.—Le chlore liquide détermine un empoisonnement caractérisé par des vomissements et un état d'abattement plus ou moins prononcé. M. Devergie propose comme antidote les blancs d'œufs délayés dans l'eau, en grande quantité : le chlore se combine avec ces blancs d'œufs et forme un composé blanc, grumeleux, que l'on expulse ensuite par le vomissement.

CHOLÉRA-MORBUS. — Le choléra épidémique ne se déclare guère d'une manière soudaine; presque toujours plusieurs symptômes en signalent d'avance l'invasion. C'est dès l'apparition de ces accidents qu'il faut se presser de les attaquer vivement. L'expérience l'a démontré, ce traitement de prévoyance a d'immenses avantages dans chaque cas en particulier et contre l'épidémie en général. Quand on peut ainsi combattre à temps les symptômes qui servent d'acheminement au choléra, on a toute chance d'arrêter la maladie dans son principe ou du moins de lui préparer une issue facile et favorable.

Les plus fréquents de ces symptômes avant-coureurs sont les borborygmes ou grouillements d'entrailles, la colique, le dévoiement. Aussitôt qu'ils se déclarent, même à de faibles degrés, que l'on se hâte de prendre du repos, de garder le lit et de faire diète. A cela joignez :

Uun bain de jambes très-chaud, d'un quart d'heure de durée, pris immédiatement avant de se mettre au lit, et que l'on a rendu plus actif en y ajoutant du sel, du savon, du vinaigre ou de la moutarde en poudre.

Des cataplasmes faits avec de la mie de pain, de la pomme de terre ou de la farine, délayées dans une forte décoction de têtes de pavots ; ou bien ces mêmes cataplasmes préparés à l'eau et arrosés de laudanum. On en recouvre tout le bas-ventre, et on a soin de maintenir ces cataplasmes constamment chauds et humides.

Une infusion de fleurs de mauve, de violette, de tilleul, ou bien de l'eau de riz légère, que l'on donnera par demi-tasses toutes les heures avec la gomme arabique.

Des demi-lavements ou des quarts de lavements avec la décoction, soit d'amidon, soit de son, à laquelle on ajoute moitié d'une forte décoction de têtes de pavots ou de feuilles de laitue, ou mieux encore 6 à 8 gouttes de teinture de Rousseau ou 15 à 20 gouttes de laudanum de Sydenham.

Si les accidents persistent et augmentent, on aura recours à des moyens plus actifs.

Aux personnes d'un tempérament faible, lymphatique, lorsque la langue est molle, épaisse, humide et recouverte d'un enduit blanchâtre, jaunâtre, on donne l'ipécacuanha, et l'on soutient les effets du vomissement par de fréquentes doses d'eau chaude.

Chez les individus jeunes, robustes, sanguins, sujets aux inflammations, on emploie les sangsues appliquées à l'anus ou sur le bas-ventre. Souvent on fait précéder les sangsues d'une saignée au bras plus ou moins considérable suivant l'âge et les forces du malade.

Toutefois, pour décider de la nécessité de l'ipécacuanha ou de la saignée dans ces circonstances, l'avis d'un homme de l'art serait fort désirable.

Le soir, à l'heure du sommeil, on prend une pilule d'extrait gommeux d'opium de 5 centigrammes, ou une pilule de cynoglosse de 25 centigrammes. On peut prendre aussi, soit 8 grammes de diascordium, soit 4 grammes de thériaque dans un tiers de lavement, plusieurs fois dans les vingt-quatre heures.

On fait usage des sinapismes appliqués successivement aux pieds, aux jambes, aux cuisses et même sur l'abdomen; les sinapismes sont dans cette période d'une grande efficacité.

Les borborygmes, la colique, le dévoiement, ne sont pas les seuls signes précurseurs du choléra; il s'annonce encore quelquefois par des douleurs au creux de l'estomac, par le manque d'appétit, par des envies de vomir, par des maux de tête, par des lassitudes et des crampes.

Sans doute l'ensemble des moyens que nous venons d'indiquer s'applique généralement à ces derniers symptômes; leur localité exige cependant aussi quelques soins particuliers.

Ainsi, aux douleurs d'estomac et au vomissement, on oppose les applications de sangsues et de cataplasmes sur le creux de l'estomac, la glace prise fréquemment et par petits morceaux, 5 à 6 gouttes d'éther dans une cuillerée d'eau fraîche, la potion anti-émétique de Rivière.

On combat les crampes par des bains chauds, par des frictions avec des flanelles chaudes, par le massage, qui consiste à manier, presser et pétrir sans cesse à nu les membres et le corps des malades, par des ligatures ou bandes de linge serrées fortement autour des membres, par un liniment composé avec l'huile essentielle de térébenthine deux parties, laudanum de Sydenham une partie, huile de camomille camphrée une partie, et dont on frotte fréquemment les jambes, les cuisses, les bras et l'épine du dos.

Si les urines commencent à se suspendre, on donnera quatre à cinq gouttes d'éther nitrique, ou 20 centigrammes de sel de nitre, dans une cuillerée d'eau sucrée réitérée toutes les deux heures.

Quant à la température des boissons en général, on pourra suivre les désirs du malade et les lui donner chaudes, froides et même glacées à sa volonté.

Si le refroidissement gagne le malade, on cherchera à le réchauffer par des couvertures suffisantes, par des briques chaudes, par des sachets pleins de son ou de sable bien chauffés, par des bouteilles de grès remplies d'eau bouillante, par le massage, par des frictions sèches et chaudes, par l'urtication, c'est-à-dire, en frappant les membres et le corps à plusieurs reprises avec des orties fraîches.

Mais il faut agir à l'intérieur pour rétablir la chaleur. C'est alors que l'on donnera avec avantage les infusions de menthe, de sauge, de mélisse, le café pur et bien chaud, de petites quantités de vin pur et même de punch.

Dans le but de se prémunir contre l'invasion de la maladie, on sera toujours chaudement couvert. On entretiendra sur soi et autour de soi, dans les vêtements et dans les habitations, une constante propreté. On aura soin de renouveler souvent l'air des logements en ouvrant fréquemment les croisées, depuis le lever jusqu'au coucher du soleil. On ne commettra aucune sorte d'excès. On se garantira de l'humidité et de la trop grande fraîcheur. On évitera les surcharges de l'estomac et les indigestions. On insistera particulièrement sur une nourriture frugale et saine, mélangée, autant que faire se pourra, et dans de sages proportions, de viandes, de poisson, de légumes frais et de fruits. Ceux-ci devront toujours être de bonne qualité, bien mûrs et pris en quantité médiocre.

Avec ces précautions, on peut n'avoir aucune crainte de l'épidémie; ce sont là les véritables, les seuls préservatifs de ce mal. Tous les élixirs, tous les vinaigres, tous les sachets et autres prétendus spécifiques contre le choléra ne sont qu'une insigne tromperie. (*Instruction rédigée par l'Académie royale de Médecine.*)

CHUTES.—Les accidents occasionnés par une chute peuvent être des *contusions*, des *fractures* ou des *plaies*. Voyez ces trois mots.

CIGUE.—Voyez *Plantes vénéneuses narcotico-âcres.*

CLÉMATITE ou HERBE AUX GUEUX.—Voyez *Plantes vénéneuses.*

CLOU.—Voyez *Furoncle.*

COLCHIQUE.—Voyez *Plantes vénéneuses narcotico-âcres.*

COLIQUES.—Les coliques dépendent de causes très-variées; elles peuvent être par exemple déterminées par un empoisonnement ou par la présence des vers; leur traitement est alors le même que celui de l'affection qui les occasionne. D'autres espèces de coliques, telles que la colique de miséréré, la colique bilieuse, etc., réclament impérieusement les secours de l'homme de l'art. Nous ne nous occuperons ici que de celles qui se déclarent le plus fréquemment, et qui, à raison de leurs caractères bien tranchés, peuvent être traitées par les personnes étrangères à la médecine. Ce sont les coliques végétale, stercorale, venteuse, la colique des peintres, et celle qui se déclare à la suite d'un refroidissement.

La *colique végétale* est la suite de l'usage de fruits crus, acerbes, peu mûrs, ou de fruits de bonne qualité mais mangés en quantité excessive, de vins nouveaux ou mal fermentés, etc. Le traitement consiste dans la diète, l'usage des boissons émollientes, des bains tièdes, des lavements adoucissants, des cataplasmes de mie de pain ou de farine de graine de lin appliqués sur le ventre, etc.

La *colique stercorale* est produite par

l'accumulation des excréments dans les intestins; on aura recours aux lavements de
décoction de guimauve, de graine de lin
ou de son, et à des purgatifs très-doux, par
exemple, 32 grammes de sel de Glauber
dans un demi-litre d'eau. On mettra le
malade au régime végétal et on lui donnera
du lait et du bouillon de veau.

Colique venteuse. Cette espèce de colique
est facile à reconnaître : le ventre est gros
et sans dureté, mais tendu d'une manière
inégale; il se forme des poches de vents
tantôt dans un endroit, tantôt dans un
autre, et le malade éprouve du soulagement lorsqu'il en expulse une partie soit
par le haut, soit par le bas. On calme la
colique venteuse en prenant un peu de liqueur d'absinthe ou d'angélique, ou de
l'anisette. Si on n'a pas de ces liqueurs, on
fait une infusion de feuilles d'absinthe ou
de toute autre plante aromatique, et on la
prend soit en boissons, soit en lavement.

Colique des peintres. Cette affection,
aussi connue sous les noms de *colique de
plomb, colique saturnine, colique métallique*, se développe sous l'influence des
particules de plomb qui pénètrent dans
l'organisme avec la salive ou les aliments,
ou seulement avec l'air. Elle attaque les
individus qui travaillent ce métal ou qui
font usage de ses préparations, tels que les
peintres, les plombiers, les doreurs, les

potiers d'étain; elle se déclare aussi quelquefois chez les personnes qui boivent de l'eau amenée dans des conduits de plomb, ou du vin frelaté par la litharge.

Les symptômes de la colique de plomb sont les suivants : douleur dont le siége est le plus souvent au nombril, mais qui occupe quelquefois le creux de l'estomac, et plus rarement la région des reins, les flancs, l'anus, les testicules, la poitrine; elle consiste le plus ordinairement dans une sensation de tortillement; dans quelques cas c'est un sentiment de déchirure, d'arrachements, d'élancements, de brûlure; les selles sont difficiles et douloureuses; plus tard il y a constipation opiniâtre; le ventre est dur, peu sensible à la pression; il y a des nausées, puis vomissement de matières verdâtres d'une consistance visqueuse, d'une odeur très-fétide particulière. Les urines s'échappent avec difficulté, la respiration est pénible, il survient quelquefois des tremblements, des convulsions, puis de la paralysie. Le malade offre rarement de la fièvre.

Le traitement de la maladie est raisonné ou empirique. Le premier est du ressort exclusif du médecin qui peut seul apprécier la nature de la maladie, le tempérament et la constitution du malade, etc. L'autre traitement, dans lequel on n'a

5.

égard à aucune de ces circonstances, et que toute personne peut entreprendre, puisqu'il est invariable, est connu sous le nom de *Traitement de la charité* : c'est un mélange assez bizarre de médicaments doués de propriétés différentes; mais une longue expérience a démontré son efficacité. Voici en quoi il consiste :

Le premier jour on donne au malade un lavement composé comme il suit : follicules de séné, 16 grammes; faites bouillir dans un demi-litre d'eau commune, et ajoutez 16 grammes de sulfate de soude ou sel de Glauber.

Pendant la journée, on fera prendre une boisson ainsi préparée : casse en bâton concassée, 64 grammes ; faites bouillir dans un litre d'eau, ajoutez 32 grammes de sulfate de magnésie ou sel d'Epsom, et 15 centigrammes de tartre stibié, vulgairement émétique.

Le soir on fait prendre un lavement préparé avec 190 grammes d'huile de noix et 380 grammes de vin rouge.

Vers les huit heures on donne à l'intérieur la préparation suivante : thériaque, 4 grammes; opium, 2 centigrammes.

Le deuxième jour on donne dès le matin, en deux fois et à une heure d'intervalle, 30 centigrammes d'émétique dissous dans un ou deux verres d'eau, et pour faciliter le vomissement, on fait prendre de l'eau tiède miellée. Lorsque le malade ne vomit plus on lui fait boire pendant le reste de la journée, la tisane sudorifique suivante : Prenez 32 grammes de bois de gaïac, autant de squine et de salsepareille ; faites bouillir dans un litre et demi d'eau que l'on réduit à un litre ; ajoutez 32 grammes de sassafras, et 16 grammes de bois de réglisse ; faites bouillir légèrement, et passez à travers un linge.

A la fin du jour, on donne le lavement d'huile de noix et de vin rouge, comme le premier jour, ainsi que la thériaque et l'opium.

Le troisième jour on fait prendre en quatre fois dans la matinée, un litre de la tisane sudorifique précédente composée seulement avec le gaïac, la squine et la salsepareille à laquelle on ajoute 32 grammes de séné ; on fait bouillir pendant 3 ou 4 minutes, et l'on passe à travers un linge. Dans le reste du jour, on administre la tisane sudorifique du deuxième jour, et le soir le lavement d'huile de noix et de vin, comme le premier jour, avec la thériaque et l'opium.

Le quatrième jour on donne le matin la boisson purgative suivante : séné, 8 grammes ; faites bouillir dans un verre et demi d'eau que vous réduirez à un verre, et ajoutez : sulfate de soude ou sel de Glauber, 16 grammes ; jalap en poudre, 4 grammes ;

sirop de nerprun, 32 grammes. Durant la journée, le malade prend de la tisane sudorifique du deuxième jour; le soir on donne le lavement d'huile de noix et de vin, la thériaque et l'opium, comme les autres jours.

Le cinquième jour, comme le troisième.

Le sixième jour, comme le quatrième.

Ordinairement les malades sont guéris après la seconde médecine; s'il en était autrement, on prolongerait le traitement quelques jours de plus, en donnant, par exemple, le septième jour ce qui est prescrit pour le troisième, le huitième jour ce qui est prescrit pour le quatrième, et ainsi de suite. La diète doit être sévère pendant les deux ou trois premiers jours de la maladie; on commence à donner des bouillons le quatrième et le cinquième; on augmente ensuite graduellement les aliments.

Passons maintenant aux moyens préservatifs de la colique de plomb; ce que nous allons en dire s'applique principalement aux ouvriers qui travaillent dans les fabriques de céruse et de minium.

La première et la plus importante règle à établir est la suivante : il faut que l'ouvrier soit placé dans de telles circonstances qu'il ne respire ni n'avale les molécules ou émanations de plomb, quoique placé au milieu d'une atmosphère chargée des particules de ce poison.

Il faut d'abord, dit M. Tanquerel des Planches, qui a publié un ouvrage spécial sur les maladies de plomb, que l'atelier dans lequel travaillent les ouvriers soit vaste et construit de manière que des courants d'air ménagés dans une infinité de directions puissent emporter au dehors les particules de plomb disséminées dans l'air.

L'eau est un excellent moyen pour empêcher la dissémination des particules de plomb. Aussi dans tous les travaux où l'on peut manier le plomb sous l'eau, on préserve complètement les ouvriers des maladies saturnines. Il est utile d'arroser souvent le sol de l'atelier avec de l'eau ou de la sciure de bois humide.

Dans quelques fabriques on se sert avec beaucoup de succès d'un masque de cuir avec des yeux de verre et percé vis-à-vis de la bouche d'une ouverture où se trouve une éponge humide.

Il est de la plus haute importance de prendre les repas hors de l'atelier. Dans quelques établissements, en été, on met à la disposition de chaque ouvrier de l'eau exposée à absorber une partie de l'air chargé d'émanations de plomb; on a vu la colique de plomb se déclarer à la suite de l'usage de pareilles boissons; il faut absolument que les ouvriers aillent se désaltérer au dehors.

La propreté doit être une condition né-

cessaire à la santé des ouvriers dont la peau
se trouve imprégnée de préparations de
plomb. S'ils négligent de se laver les mains
avec beaucoup de soin avant de manger,
les aliments mis en contact avec le poison
qui couvre les mains, emportent dans l'estomac des molécules de plomb. De grands
bains, soit d'eau tiède, soit d'eau sulfu-
reuse, peuvent aussi être très-avantageux.

On a remarqué que les individus qui se
mettent au travail sans avoir mangé, tom-
bent plus promptement malades que les
autres; il faut donc éviter de s'y livrer à
jeun.

Le lait employé comme boisson et comme
aliment produit souvent de bons effets.
Plusieurs ouvriers se préservent des maladies de plomb ou en éloignent considéra-
blement les attaques, en en faisant usage.
Mais il faut avoir soin de ne prendre ce
liquide que chaud ou tiède; car si on le
prend froid, il peut contribuer au développement de quelques coliques qui elles-
mêmes favorisent l'action du plomb sur les
organes abdominaux.

On a remarqué que les ouvriers qui peuvent se procurer une nourriture abondante,
substantielle, composée de viandes et de
légumes, sont plus souvent à l'abri du mal
que ceux qui se nourrissent d'aliments de
mauvaise qualité et de farineux, tels que
haricots, pommes de terre, lentilles, etc.

La colique qui se déclare à la suite d'un refroidissement se guérit en prenant des lavements émollients, en buvant une grande quantité d'eau tiède ou mieux encore d'infusion de fleurs de sureau, et en pratiquant des fomentations sur le bas-ventre. Il faut éviter dans ce genre de coliques les remèdes échauffants et spiritueux. On se trouve très-bien quelquefois d'un bain de pieds dans de l'eau tiède ou de frictions sur les jambes.

CONCOMBRE SAUVAGE. — Voyez *Plantes vénéneuses irritantes.*

CONSTIPATION.—Les causes les plus fréquentes de la constipation sont l'usage des aliments durs, lourds, secs, tels que les farineux, les pommes de terre, les noix, etc., une vie trop sédentaire, la compression exercée sur le bas-ventre, une bile trop peu énergique ou en trop petite quantité, et surtout la suppression et la rétention volontaires et souvent répétées des selles.

Pour prévenir cette affection, il est d'une grande importance de s'habituer de bonne heure à aller régulièrement à la selle tous les matins; de cette manière on force la nature elle-même à se conformer à cette habitude. Comme moyen de guérison, on recommande les boissons adoucissantes, l'eau et surtout la bière légère, l'usage des

aliments végétaux, des légumes aqueux; on
proscrit les aliments lourds et secs. On or-
donne beaucoup de mouvement et des frictions sur le bas-ventre. On obtient souvent
de bons effets des lavements d'eau froide.
Nous renvoyons du reste à ce que nous
avons déjà dit à cet égard dans le *Traité
d'hygiène*.

CONTUSIONS OU MEURTRISSURES.—On nomme meurtrissure ou contusion l'effet produit par le coup d'un instrument non tranchant. Ce genre d'accident est plus fréquent à la campagne que les plaies, et ordinairement plus dangereux ; car on ne peut
pas apprécier exactement tout le mal, le
désordre qui se manifeste d'abord n'étant
qu'une partie du mal réel, et ne se décla-
rant même souvent que lorsqu'il n'est plus
temps d'y remédier. C'est pourquoi les
chutes ont quelquefois des suites si fâcheuses, surtout pour les vieillards chez
lesquels la nature affaiblie ne répare point
les désordres : on voit beaucoup de personnes âgées qui, ayant joui d'une excellente
santé, la perdent au moment d'une chute
qui paraît d'abord ne leur faire aucun mal,
et languissent jusqu'à leur mort, que ces
accidents accélèrent presque toujours.
Lorsque la contusion est légère, qu'il
n'y a point eu de commotion générale qui
ait pu occasionner des meurtrissures inté-

rieures, le traitement externe suffit. On applique sur la partie malade une compresse imbibée d'eau vinaigrée ou salée que l'on change de deux heures en deux heures le premier jour; on peut aussi remplacer avantageusement l'eau vinaigrée ou salée par un mélange d'un tiers d'eau de Goulard et de deux tiers d'eau ordinaire. Lorsque la meurtrissure est compliquée de plaie qui ne permette pas l'application de ces compresses, on appliquera dessus des cataplasmes de mie de pain ou de farine de graine de lin auxquels on ajoutera un peu de vinaigre.

Le traitement interne est précisément le même que celui des plaies. On a souvent prescrit avec succès la boisson suivante: Prenez une pincée de fleurs de sureau, mettez-les dans un vase avec trois cuillerées à bouche de bon vinaigre et versez sur le tout un pot d'eau bouillante; couvrez le vase; quand la liqueur est froide, passez-la à travers un linge et faites-y fondre 64 grammes de miel.

Quand quelqu'un a fait une chute violente, qu'il a perdu connaissance ou qu'il est fortement étourdi, que le sang sort par les narines ou par les oreilles, qu'il est oppressé ou qu'il a le ventre tendu, ce qui dénote un épanchement de sang dans la tête, la poitrine et le bas-ventre, il faut sur-le-champ, en commençant par la saignée,

prescrire la diète, des boissons rafraîchissantes et des lavements. On fera faire au
malade le moins de mouvement possible ;
on évitera de le secouer ou de l'agiter, sous
prétexte de rappeler le sentiment, car c'est
tuer le malade en augmentant l'épanchement. Si le mal est à la tête, outre la saignée, on appliquera des sangsues derrière
les oreilles.

Il arrive souvent que les premières saignées font beaucoup de bien ; mais au bout
de quelques jours le pouls redevient fréquent et dur, et le malade se trouve moins
bien ; il faut alors réitérer la saignée.

Quand un vieillard a fait une chute, ce
qui est d'autant plus dangereux qu'il est
plus âgé et plus replet, quoiqu'il ne paraisse
pas incommodé, on doit, s'il est sanguin
et encore vigoureux, lui faire une petite
saignée de 100 à 125 grammes, lui donner
de suite quelques tasses d'une boisson un
peu aromatique, comme de la mélisse avec
du miel, qu'on réitère de trois en trois
heures. On diminue un peu pendant quelques jours la quantité de ses aliments, et on
lui fait prendre un exercice doux, mais
presque continuel.

CONVULSIONS OU ATTAQUES DE NERFS. —
Cette maladie attaque principalement les
femmes nerveuses et les enfants en bas âge ;
mais les causes dont elle peut dépendre sont

si multipliées qu'il est difficile de lui assigner un traitement général puisque le traitement doit varier suivant la cause qui a déterminé l'affection. On ne devra donc jamais négliger d'appeler le médecin lorsque les attaques de nerfs sont violentes ou se renouvellent fréquemment.

Il est néanmoins quelques soins qu'il ne faut pas négliger en attendant l'arrivée de l'homme de l'art : on s'empressera d'abord de placer le malade sur un lit et de l'entourer d'oreillers pour l'empêcher de se blesser; il vaut mieux lui laisser la liberté entière de ses mouvements que de l'attacher ou de le retenir trop violemment; car la contrainte ne ferait qu'augmenter les convulsions. On lui donnera de temps en temps quelques cuillerées d'eau sucrée dans laquelle on aura mis de l'eau de fleurs d'oranger, ou des gouttes d'Hoffmann. Si les convulsions persistent on administrera des doses réitérées de la potion suivante:

Eau distillée de laitue. . . 32 grammes.
Eau de fleurs d'oranger. . . 32 grammes.
Ether sulfurique. . . . . 2 grammes.

Si la face est rouge et que le sang paraisse se porter à la tête, on appliquera sur le front et sur les tempes des compresses imbibées d'eau froide, et l'on placera des sinapismes sur les jambes.

Cors.—Les cors sont presque toujours le

résultat de la compression exercée sur le pied par une chaussure trop étroite.

Tout le traitement consiste à les amollir par plusieurs bains de pied assez chauds, à les couper ensuite avec un rasoir ou des ciseaux bien tranchants, sans attaquer les parties environnantes. On applique ensuite dessus une feuille de joubarbe, de lierre grimpant ou de pourpier qu'on a fait auparavant tremper dans du vinaigre. On peut aussi y mettre un emplâtre de diachylon gommé.

Un médecin distingué de Paris, M. Donné, qui s'est beaucoup occupé des maladies des pieds, indique pour guérir les cors le procédé suivant qui lui a, dit-il, réussi dans toutes ses expériences : on trempe dans une solution de potasse un morceau de pierre ponce taillé en forme de lime; on se sert de cette lime ainsi humectée pour frotter le cor, et l'on voit ses différentes couches se détacher successivement comme en bouillie. Lorsqu'on est parvenu au point sensible par lequel le cor est uni à la peau, on est averti par une petite sensation de picotement qu'il faut s'arrêter. En répétant de temps en temps cette manœuvre parfaitement innocente, on ne laisse jamais venir la douleur que fait éprouver le cor bien moins par lui-même que par la pression qu'il exerce sur les parties sensibles dans lesquelles il tend à entrer. Ce procédé, comme on le voit, doit être considéré bien moins comme un remède que comme un moyen de toilette destiné à entrer dans les habitudes de la vie.

Le volume et la douleur des cors s'augmentent par la transpiration des pieds toutes les fois qu'on apporte de la négligence dans les soins de propreté que cette partie du corps exige. Cette transpiration, comme le fait remarquer un chirurgien pédicure, contracte quand elle séjourne trop longtemps sur les lieux qui en sont le siége, des qualités âcres et irritantes qui sont aussi nuisibles à l'état du pied qu'à la santé générale.

Coup de soleil.—On nomme coup de soleil certains accidents qui résultent d'une trop forte action du soleil sur la tête ou sur toute autre partie du corps.

Les signes qui caractérisent un coup de soleil sont un violent mal de tête avec chaleur et sécheresse de la peau, rougeur et sécheresse des yeux qui ne peuvent rester ouverts ni soutenir la lumière; quelquefois un mouvement continuel dans la paupière; du soulagement par l'application de quelque liqueur fraîche, souvent impossibilité de dormir, et quelquefois assoupissement profond accompagné de réveil en sursaut; abattement et dégoût, quelquefois altération violente, d'autres fois absence de soif; la peau du visage est souvent brûlée. Si le

6.

coup de soleil a eu lieu sur toute autre partie que sur la tête, le malade éprouve dans l'endroit qui en a été frappé des douleurs plus ou moins violentes accompagnées d'un sentiment de chaleur et de raideur.

On est exposé aux coups de soleil, dit Tissot, dans deux saisons de l'année, au printemps, et pendant les grandes chaleurs de l'été : au printemps, ce sont les personnes de la ville qui ont pris peu de mouvement pendant l'hiver, qui y sont le plus sujettes ; en été les coups de soleil sont plus graves et attaquent les ouvriers et les voyageurs ; ils sont très-dangereux lorsqu'ils ont lieu pendant le sommeil et principalement lorsque l'effet du soleil est réuni à celui du vin. Les vieillards et les personnes d'un tempérament sanguin doivent surtout éviter l'action trop vive et trop prolongée du soleil.

Le traitement doit débuter par une saignée si le cas est grave, ou simplement par des bains de pied pris dans de l'eau tiède : on donnera ensuite quelques lavements émollients, et on fera boire au malade de la limonade faite avec du jus de citron et de l'eau, ou à défaut de limonade de l'eau légèrement vinaigrée. On obtient aussi de très-bons effets de l'usage du petit-lait légèrement vinaigré. Toutes les boissons peuvent êtres bues fraîches.

On peut joindre à ce traitement des applications de linges imbibés d'eau froide sur les tempes, sur la tête et sur le front.

L'usage des chapeaux gris ou doublés de papier blanc contribue sensiblement à diminuer l'intensité de l'action du soleil, comme nous l'avons déjà dit dans le *Traité d'Hygiène* en parlant de la coiffure.

Couperose blanche, nom vulgaire du **Sulfate de zinc**. — Voyez *Zinc*.

Couperose bleue ou Sulfate de cuivre. —Voyez *Cuivre*.

Cuivre.—Les empoisonnements par les composés cuivreux sont très-fréquents par suite de l'usage général que l'on fait des vases de cuivre pour la préparation des aliments. Les plus dangereux de ces composés sont: l'oxide de cuivre (*rouille de cuivre*, *chaux de cuivre*), l'acétate de cuivre (*vert de gris*) et le sulfate de cuivre (*vitriol bleu*, *couperose bleue*, *bleu de Vénus*).

Les symptômes ordinaires de l'empoisonnement par le cuivre sont des vomissements réitérés et douloureux, accompagnés de mouvements convulsifs, d'abattement, de selles verdâtres, de coliques violentes, de gêne dans la respiration, de sueurs; le malade éprouve à la gorge une saveur de vert-de-gris.

Le meilleur moyen de faire cesser ces accidents c'est de faire boire au malade une grande quantité d'eau tiède et de lui faire prendre 7 à 8 blancs d'œufs battus à neige et délayés dans 1 litre d'eau froide. Ces blancs d'œufs ont le double effet de neutraliser la substance vénéneuse et de provoquer le vomissement. S'il s'est déjà écoulé quelque temps depuis l'accident, et qu'on ait lieu de croire que le poison a déjà passé dans les intestins, on administrera des lavements émollients dans lesquels on mettra des blancs d'œufs.

L'eau sucrée, prise en assez grande quantité, est aussi un excellent remède en pareil cas.

DAPHNÉ OU BOIS GENTIL.— Voyez *Plantes vénéneuses irritantes.*

DÉCOCTION. — La décoction consiste à faire bouillir les substances médicamenteuses dans de l'eau pendant un temps plus ou moins long, mais qui excède rarement une heure. Elle diffère de l'infusion en ce que dans celle-ci on verse simplement de l'eau bouillante sur les substances dont on veut extraire les principes. Voyez le mot *Tisane.*

DENTS.—Les maux de dents doivent se traiter différemment suivant qu'ils ont pour cause une humeur ou un principe rhumatismal, ou qu'ils sont la suite de la carie.

Dans ce dernier cas, qui est le plus fréquent, le remède le plus prompt et le plus efficace est l'extraction de la dent cariée. On peut néanmoins calmer momentanément la douleur par différents moyens dont les principaux sont :

Introduire dans la dent cariée une petite boulette de coton imbibée de laudanum liquide, ou une pilule composée de parties égales de camphre et d'opium.

Remplir simplement la cavité avec de la cire, du plomb ou toute autre substance qui puisse empêcher l'air extérieur d'y pénétrer.

Détruire la sensibilité de la dent en la brûlant avec du vinaigre très-fort, de l'éther, de l'eau forte ou de l'acide sulfurique. L'emploi de ces deux derniers liquides demande des précautions ; la meilleure manière de s'en servir est d'y tremper une épingle de manière qu'elle retienne à son extrémité une petite goutte que l'on dépose dans la dent cariée, en évitant avec soin de la répandre sur les gencives.

Quelques personnes emploient aussi avec succès le Paraguay-Roux.

Si le mal de dents provient au contraire d'un principe humoral ou rhumatismal, il faut chercher à le détourner par des purgatifs doux, par des applications de sangsues sur la partie malade, par des bains de pied très-chauds, etc. Les vomitifs ont souvent produit d'excellents effets dans les maux de dents. Les substances capables de provoquer la salivation sont aussi très-salutaires; le malade mâchera en conséquence des plantes amères, chaudes et irritantes, telles que la gentiane, le *calamus aromaticus*, la racine de pyrèthre, etc. Lorsque la joue est gonflée, rouge et dure, il faut y appliquer des cataplasmes de mie de pain bouillie dans une décoction de fleurs de sureau ou dans de l'eau commune; si la douleur persiste, on pourra verser sur chaque cataplasme, avant de l'appliquer, 15 ou 20 gouttes de laudanum.

Quelques personnes prétendent que dans les maux de dents, on retire un grand avantage de l'application d'un aimant artificiel sur la dent gâtée.

Tissot dit avoir guéri de violents maux de dents à la mâchoire inférieure en appliquant un emplâtre composé de farine, de blanc d'œuf, d'eau-de-vie et de mastic, à l'angle de cette mâchoire dans l'endroit où l'on sent battre l'artère. J'ai aussi soulagé, dit-il, des maux de tête extrêmement violents en appliquant le même emplâtre sur l'artère des tempes.

DOUCE-AMÈRE.— Voyez *Plantes vénéneuses narcotiques.*

EAU DE GOULARD. — Voyez *Eau blanche et Plomb.*

EAU DE JAVELLE.—L'empoisonnement par l'eau de javelle se traite comme celui qui est occasionné par les acides. Voyez *Acides*.

EAU FORTE OU ACIDE NITRIQUE.—Voyez *Acides*.

EAU RÉGALE.—C'est un mélange d'acide chlorhydrique et d'acide nitrique. Voyez *Acides*.

EAU BLANCHE, EAU VÉGÉTO-MINÉRALE, OU EAU DE GOULARD.—Cette eau est fréquemment employée à l'extérieur dans les divers cas de fractures, contusions, etc. Elle se prépare en ajoutant à un litre d'eau ordinaire 8 grammes d'extrait de saturne et une ou deux cuillerées d'eau-de-vie. Pour s'en servir, on en imbibe des compresses et on les applique sur la partie malade.

ECLAIRE OU CHÉLIDOINE.—Voyez *Plantes vénéneuses irritantes*.

ELLÉBORE BLANC OU NOIR.—Voyez *Plantes vénéneuses irritantes*.

ÉMÉTIQUE OU TARTRE STIBIÉ. — Voyez *Antimoine*.

EMPOISONNEMENT.—On pourra toujours soupçonner qu'il y a empoisonnement, lors-

que chez un individu il se développe tout à
coup quelques-uns des symptômes suivants:
chaleur âcre, sècheresse du gosier, quelquefois bouche écumeuse, soif ardente,
serrement à la gorge, chaleur et douleur
plus ou moins vive dans l'estomac, les intestins et surtout la gorge; quelquefois coliques atroces et douleurs brûlantes dans le
ventre; la langue et les gencives sont quelquefois ou livides, ou jaunâtres, ou rouges,
ou noires; saveur acide, ou astringente, ou
amère, ou cuivreuse, ou saline; gène de la
respiration, haleine fétide, hoquet, envies
de vomir, vomissement, etc. Les traits du
visage ne tardent pas à s'altérer; le teint
devient pâle et plombé ou d'un rouge écla-
tant; les yeux sont rouges et saillants; stupeur, envies de dormir ou sommeil profond,
vertiges, quelquefois paralysie des membres
et évanouissement.

Il ne faut pas croire que ces symptômes
se rencontrent tous à la fois chez un individu empoisonné; mais on peut soupçonner
que l'empoisonnement existe quand on en
trouve un certain nombre réunis.

Lorsqu'une personne a été empoisonnée,
il est très-important de savoir si le poison a
été pris depuis peu de temps ou s'il y a déjà
longtemps qu'il a été ingéré, car le traitement diffère essentiellement suivant l'une
ou l'autre de ces circonstances.

Si l'époque est récente et qu'il y ait lieu

de présumer que le poison est encore dans l'estomac, il faut se hâter de l'expulser par un vomitif ou d'en amortir l'action par un contre-poison.

Dans le second cas, on doit présumer qu'une partie de la substance vénéneuse a passé dans la circulation, et que l'autre partie a été expulsée par les selles ou par le vomissement : loin de chercher à faire alors usage des vomitifs et des contre-poisons, il faut examiner avec soin l'état du malade et détruire les effets que peut avoir produits le poison sur l'économie. Si par exemple il se manifeste des symptômes d'inflammation, on appliquera sur le ventre des cataplasmes émollients, on fera une saignée ou l'on appliquera des sangsues sur le point douloureux. On administrera à l'intérieur des boissons adoucissantes, telles que l'eau de gomme, et l'on interdira toute espèce d'aliments.

Chaque espèce d'empoisonnement demandant un traitement particulier, nous nous bornerons à ces généralités, et nous renverrons aux mots *Acides, Alcali, Antimoine, Arsenic, Baryte, Bismuth, Cantharides, Champignons, Cuivre, Mercure, Plantes vénéneuses, Plombs*, etc.

ENGELURES.—On attache ordinairement peu d'importance aux engelures et on les néglige, mais on a tort; car, outre la gêne causée par ces tumeurs, d'un aspect d'ailleurs dégoûtant, surtout lorsqu'elles sont ulcérées, elles offrent, lorsqu'elles sont mal traitées, le désagrément d'être très-opiniâtres, de disparaître avec lenteur et de revenir assez régulièrement chaque année.

Si les engelures sont difficiles à guérir, on parvient au contraire sans beaucoup de peine à en prévenir la formation. Le plus sûr moyen est d'habituer les extrémités du corps au froid et de s'endurcir la peau aux rigueurs de la saison. A cet effet on évite avec soin de faire usage de gánts fourrés, de chaussons ou d'autres vêtements propres à conserver la chaleur. Il est bon de recourir en outre à des lotions fréquentes avec de l'eau-de-vie ou de la décoction de tan, mais surtout de s'habituer à se laver en tout temps dans l'eau froide et de ne point s'approcher trop brusquement du feu lorsqu'on s'est exposé à l'action d'un froid humide ou qu'on vient de se plonger les mains dans l'eau froide.

Si, malgré toutes ces précautions, il se développe des engelures et qu'elles soient douloureuses, rouges, enflées, on les traitera par le froid. On baignera plusieurs fois par jour la partie dans de l'eau très-froide, ou bien on la frictionnera avec de la neige, en ayant soin, après chaque lotion ou chaque friction, de bien essuyer la partie et de la garantir du contact de l'air extérieur en l'enveloppant d'un morceau de taffetas gommé.

Lorsque la peau est fine et très-délicate, qu'on a affaire à un enfant qui se désole ou à des femmes qui ont leurs règles, qu'il existe une toux violente, du rhume de cerveau, un flux hémorroïdal, des coliques habituelles ou quelque autre maladie, il faut substituer au froid un autre remède. Un des meilleurs, c'est de porter jour et nuit un gant d'une peau lisse comme celle du chien. Ce moyen ne manque guère de dissiper le mal au bout de quelques jours. Quand ce sont les pieds qui sont attaqués, il faut employer des chaussures de la même espèce et rester quelques jours au lit.

Si la partie est douloureuse, et qu'on ne puisse faire usage de l'eau froide, ou attendre les résultats de l'emploi du gant, il faut la tremper plusieurs fois par jour dans une décoction tiède de guimauve à laquelle on ajoute un tiers d'extrait de saturne; l'urine pure ou mélangée avec de la chaux agit comme cette décoction. Les vapeurs sont encore plus efficaces que ces deux moyens; il vaut souvent mieux exposer la main ou le pied à la vapeur de la décoction que de l'y plonger; la vapeur du vinaigre chaud est un des remèdes les plus puissants contre les engelures. Il est inutile de dire qu'après le bain ou les vapeurs il faut préserver les mains du contact de l'air par le moyen d'un gant.

Si l'engelure est enflammée, et que l'inflammation ait acquis assez d'intensité pour déterminer la fièvre, on peut pratiquer une saignée, mais c'est sur une application immédiate de sangsues sur la partie qu'il faut le plus compter pour calmer et dissiper les accidents.

Si les engelures s'entament, il faut mettre sur l'ulcération un emplâtre de diachylon, et employer les mêmes moyens que lorsqu'il y a simplement gonflement de la partie. Les lotions avec l'eau végéto-minérale, l'eau-de-vie camphrée ou l'eau de chaux, l'exposition à la vapeur du vinaigre bouillant, suffisent pour déterminer le dégorgement, opérer la formation de la cicatrice. S'il se forme des excroissances charnues, on les réprime en les touchant tous les jours avec de la pierre infernale.

Lorsqu'on a recours aux cataplasmes émollients pour diminuer la violence des douleurs, il faut les appliquer presque froids.

ENTORSE.—On donne le nom d'entorse ou de foulure à la distension ou au déchirement des ligaments et des autres parties molles qui entourent les articulations. Le pied, le poignet, le coude et les doigts, sont principalement exposés à ce genre d'accident.

Au moment où l'entorse a lieu, le malade éprouve une douleur très-vive; mais l'articulation n'en continue pas moins d'exécuter les mouvements qui lui sont propres; ces mouvements sont même quelquefois plus faciles que dans l'état naturel. Mais l'irritation qui résulte de la lésion des ligaments ne tarde pas à déterminer un afflux de liquides dans la partie affectée, et à occasionner un gonflement plus ou moins considérable qui prend ordinairement au bout de vingt-quatre heures un caractère inflammatoire.

Il est en général facile de distinguer l'entorse de la fracture lorsqu'on l'observe peu de temps après qu'elle a eu lieu; car la forme de l'articulation n'est pas changée, ses diverses parties conservant leurs rapports respectifs : d'ailleurs, comme nous l'avons dit plus haut, le membre n'en continue pas moins de fonctionner tant que le gonflement n'est pas survenu. Mais s'il s'est déjà écoulé quelque temps depuis l'accident, l'engorgement inflammatoire rend le diagnostic beaucoup plus difficile.

Le traitement de l'entorse doit avoir pour but de favoriser la réunion des parties qui ont été distendues ou déchirées, et de prévenir ou de dissiper l'inflammation qui ne tarde pas à survenir dans la partie qui en est le siége.

Lorsque l'entorse vient d'arriver, la première chose à faire est de plonger l'articulation malade dans de l'eau très-froide, et de l'y laisser plusieurs heures de suite, en ayant soin de renouveler l'eau aussitôt qu'elle commence à s'échauffer ; on augmente encore l'effet salutaire de l'eau froide en y ajoutant 8 grammes d'acétate de plomb par litre. On évitera d'ailleurs le moindre mouvement, et on se gardera bien de manier l'articulation sous prétexte de voir s'il n'y a rien de cassé. Lorsque le membre est retiré de l'eau, on l'entoure de compresses imbibées du même liquide, que l'on humecte fréquemment.

Ce traitement continué jusqu'à parfaite guérison est suffisant pour guérir les entorses légères et pour prévenir le gonflement et l'inflammation. Mais si la foulure est grave, ou s'il y a déjà engorgement et gêne dans les mouvements de l'articulation, l'emploi de l'eau froide et de l'acétate de plomb serait plutôt préjudiciable qu'utile; il faut dans ce cas recourir à l'application d'un grand nombre de sangsues sur l'articulation, et à l'usage des cataplasmes émollients. On prescrira au malade le repos le plus absolu, et on le disposera de manière que la partie qui est le siége de la foulure soit plus élevée que le reste du corps; on le soumettra enfin à une diète sévère et on lui fera prendre une grande quantité de boissons délayantes et laxatives, telles que l'eau de veau ou de poulet. Au bout de quelques jours, lorsqu'on est parvenu à calmer les douleurs et à dissiper l'inflammation, on peut employer des compresses imbibées de solution d'acétate de plomb. Le malade ne se servira de la partie foulée que lorsque la douleur et l'engorgement seront entièrement dissipés.

ÉPILEPSIE.—Cette maladie qu'on appelle aussi *grand mal*, *haut mal*, *mal caduc*, est caractérisée par des mouvements convulsifs avec perte de connaissance, écume à la bouche, flexion des pouces, etc. Quelquefois l'attaque survient brusquement, le malade tombe tout d'un coup comme frappé de la foudre, en poussant un cri. D'autres fois il existe des signes précurseurs, des maux de tête, du malaise et surtout *l'aura*, c'est-à-dire la sensation d'une vapeur froide qui, de l'extrémité des doigts ou des pieds, se dirige vers les parties supérieures et détermine l'accès dès qu'elle est parvenue au cerveau.

Cette affection guérit difficilement et réclame toujours les soins de l'homme de l'art. Nous nous bornerons donc à indiquer les moyens de prévenir l'attaque, ce qui ne peut se faire que lorsqu'il existe des signes avant-coureurs. Les plus efficaces sont : un vomitif, la liqueur de succinate d'ammoniaque à la dose de 60 gouttes; l'huile animale, et surtout la poudre de racine d'armoise vulgaire, 4 grammes dans un verre de bière chaude. Quand *l'aura* a son point de départ dans le pied ou dans la main, on place une ligature sur ces parties afin de l'empêcher de se communiquer au cerveau. Les épileptiques qui se trouvent dans ce cas feraient bien de porter toujours à cet endroit un lien en cuir avec un tourniquet afin de pouvoir arrêter *l'aura* aussitôt qu'il paraît.

Il n'y a rien à faire pendant l'attaque, car le malade ne peut rien avaler, et les lavements sont rendus à l'instant même; il faut se contenter d'éloigner tout ce qui pourrait le blesser, de desserrer les vêtements qui peuvent lui gêner le cou, la poitrine et les membres, de le placer dans un lit mou, et de lui mettre entre les dents un bouchon de liége pour l'empêcher de se mordre la langue. Ces précautions prises, on abandonne le malade à ses convulsions, car toute contrainte ne feraitque les augmenter.

Nous terminerons cet article en faisant remarquer que l'épilepsie n'est point une maladie contagieuse, et que l'éloignement qu'on éprouve généralement, surtout dans le peuple, à porter secours aux personnes qui en sont atteintes, est aussi mal fondé que contraire aux devoirs de l'humanité.

EPINES OU CORPS POINTUS ENTRÉS DANS LES CHAIRS. — Il arrive très-fréquemment qu'il entre dans la peau des mains, des pieds ou des jambes, quelques corps pointus comme des épines de rose, de chardon, de marron d'Inde, des esquilles de bois, d'os, etc. Si l'on retire ces corps dans le moment, ordinairement l'accident n'a point de suite; mais si le corps ne peut être retiré, ou s'il ne l'est qu'en partie, il occasionne une inflammation qui en augmentant parvient bientôt à produire les mêmes accidents qu'un panaris; si l'accident a eu lieu aux jambes, l'inflammation en est le résultat, et il s'y forme des abcès souvent considérables.

Pour éviter ces accidents, il faut sur-le-champ faire une petite incision pour donner issue au corps étranger, et appliquer ensuite sur la partie des cataplasmes de farine de graine de lin. Mais ce secours devient inutile et même dangereux si l'inflammation est déjà développée; il faut alors appliquer simplement sur la partie des cataplasmes émollients composés de mie de pain, de lait et de sain-doux, pour assouplir la peau et faciliter la sortie du corps étranger.

On a vu perdre la main pour avoir négligé et ensuite mal soigné une épine entrée dans un doigt.

EPISTAXIS OU SAIGNEMENT DE NEZ. — Cette hémorrhagie si fréquente, surtout chez les jeunes gens, est presque toujours un effort salutaire que fait la nature pour

se débarrasser d'une surabondance de sang.
On ne doit donc la supprimer que lorsqu'elle est évidemment préjudiciable, c'est-
à-dire lorsqu'elle est excessive, que la
face devient pâle, le pouls faible, qu'il
survient des vertiges et des syncopes. Les
moyens à employer en pareil cas sont l'eau
froide sur le front et dans le nez, du vinaigre, une dissolution d'alun ou de sulfate de fer en injections, des bains de pieds
et de mains, des lotions d'eau froide sur les
parties génitales. Dans les cas extrêmes on
aura recours au tamponnement du nez
avec des boulettes de charpie imprégnées
d'alun. Mais, nous le répétons, il ne faut
arrêter l'écoulement qu'avec beaucoup de
circonspection et lorsqu'il est trop considérable; car la perte de la vue, la surdité
et les affections cérébrales, sont les suites
fréquentes d'un saignement de nez trop
brusquement supprimé.

EPURGE. — Voyez *Plantes vénéneuses
irritantes.*

ESPRIT DE SEL FUMANT. — Voyez *Acides.*

ETAIN. — Les préparations d'étain les
plus dangereuses sont l'oxide d'étain (*fleurs
d'étain*) et l'oxide de chlorhydrate d'étain
(*sel d'étain, beurre d'étain, liqueur fumante
de Libavius, sel de Jupiter, etc.*)

Les symptômes de l'empoisonnement par l'étain sont à peu près les mêmes que ceux de l'empoisonnement par le sulfate de zinc. (Voyez *Zinc*.) Les remèdes à employer en pareil cas sont le lait, les blancs d'œufs battus à neige, la magnésie délayée dans de l'eau, l'infusion de noix de galle, etc.

ETOUFFEMENT OU ACCÈS DE SUFFOCATION. — Les suffocations, quelque nom qu'on leur donne, quand elles attaquent tout à coup une personne dont la respiration était libre auparavant, dépendent presque toujours soit d'un spasme nerveux, d'un reflux de sang, ou de sérosité dans le poumon.

L'étouffement qui dépend d'un spasme nerveux n'est pas dangereux; il se dissipe de lui-même et doit être traité comme les évanouissements qui surviennent chez les personnes nerveuses. Voyez le mot *Évanouissement*.

On connaît que la suffocation dépend d'un engorgement sanguin, quand elle attaque des personnes fortes, vigoureuses, sanguines, qui mangent beaucoup, qui se nourrissent d'aliments succulents, qui boivent des vins forts et des liqueurs : le pouls est alors plein et fort et le visage rouge. On le fait cesser par une saignée abondante, par une application de sangsues à l'anus, par des lavements, par l'usage des boissons rafraîchissantes, et par la respiration de la vapeur de vinaigre.

La troisième espèce de suffocation attaque surtout les individus valétudinaires,
faibles, phlegmatiques, paresseux, qui se
nourrissent mal. Elle a surtout lieu par un
temps pluvieux, et par le vent du midi.
On donne dans ce cas des boissons aromatiques, on applique des vésicatoires aux
jambes et on donne des lavements. Le malade est ordinairement soulagé quand il peut
cracher ou vomir.

ÉTRANGLÉS. — Voyez *Pendus.*

EUPHORBE.—Voyez *Plantes vénéneuses
irritantes.*

ÉVANOUISSEMENT. — Les causes les plus
ordinaires de l'évanouissement sont l'abondance du sang ou la faiblesse.

L'évanouissement dû à la trop grande
abondance du sang se manifeste principalement chez les personnes fortes et robustes, et se déclare le plus souvent après l'u-
sage d'aliments ou de boissons échauffantes,
telles que vins, liqueurs, café, après un long
séjour au soleil ou dans un endroit chaud, à la
suite d'un exercice pénible ou d'une tension
d'esprit prolongée, etc. Dans ce cas, on
fait flairer du vinaigre, on en lave le front,
les tempes, les poignets, après l'avoir mêlé
à la moitié d'eau tiède s'il est possible ; les
liqueurs spiritueuses sont alors nuisibles.

On fait avaler deux ou trois cuillerées de vinaigre avec quatre ou cinq fois autant d'eau. Si la défaillance est opiniâtre, il faut pratiquer une saignée, et donner un lavement ; on laisse ensuite le malade tranquille en lui faisant boire de demi-heure en demi-heure quelques tasses d'infusion de fleurs de sureau.

Les évanouissements causés par la faiblesse surviennent ordinairement après de grandes hémorrhagies, des évacuations promptes et excessives, une diarrhée invétérée, des sueurs excessives, des excès de nature à épuiser, des veilles opiniâtres, etc. On étendra le malade sur un lit ; on le couvrira et on lui frottera les jambes, les cuisses et les bras, avec de la flanelle chaude. On fera respirer des liqueurs spiritueuses ou du sel ammoniac, on fera avaler quelques gouttes d'eau-de-vie et l'on préparera du vin chaud avec du sucre et de la cannelle. On opérera des frictions sur le creux de l'estomac et sur le cœur avec un morceau de flanelle trempé dans de l'eau-de-vie. Si le mal se prolonge, on mettra le malade dans un lit bien chaud, parfumé avec un peu de sucre et de cannelle, et on continuera les frictions par tout le corps avec des flanelles chaudes.

Dès que le malade peut avaler aisément, on lui donne du bouillon avec un jaune d'œuf ou un peu de pain trempé dans du vin sucré. Pendant quelques jours on cherchera à prévenir de nouveaux accès en lui donnant souvent et peu à la fois, une nourriture légère mais fortifiante, telle que des panades au bouillon, des œufs à la coque très-frais et très-peu cuits, ou du chocolat, des gelées, etc.

Les évanouissements qui surviennent après la saignée sont ordinairement très-passagers et cessent dès que le malade est étendu sur un lit; les personnes qui y sont sujettes les préviennent en se faisant saigner couchées. Si la défaillance est un peu forte, on y remédiera très-bien en faisant flairer du vinaigre ou en jetant de l'eau fraîche à la figure.

Voyez les mots *Asphyxie, Chaleur, etc.*

EXCORIATION DES ENFANTS.— Il n'est pas rare que les nouveau-nés se *coupent* selon l'expression vulgaire, c'est-à-dire qu'il leur survienne des excoriations aux plis des cuisses, des bras et des jambes. Elles cèdent ordinairement à la propreté, et à des lotions d'eau froide continuées pendant quelques jours. Il faut éviter l'usage des graisses et des onguents, car ils déterminent souvent des suppurations de mauvaise nature; il en est de même des préparations de plomb qui peuvent produire des convulsions mortelles.

Le meilleur moyen de prévenir ces excoriations, c'est de saupoudrer avec de la semence de lycopode les endroits où elles se forment ordinairement. Si la guérison n'est pas opérée par le traitement que nous avons indiqué, et que l'ulcération s'étende en largeur et en profondeur, il y a lieu de soupçonner un vice scrophuleux ou vénérien, et il faut appeler le médecin.

EXTRAIT DE SATURNE. — Voyez *Plomb*.

FOIE D'ANTIMOINE. — Voyez *Antimoine*,

FOIE DE SOUFRE OU SULFURE DE POTASSE. — Ce composé, qui entre dans la préparation des bains de Baréges artificiels, est un poison très-violent qui peut donner la mort, même en petite quantité. L'empoisonnement qu'il détermine a pour symptôme caractéristique une odeur d'œufs pourris exhalée par la bouche et les narines; le malade éprouve également une sensation de brûlure à la gorge et à l'estomac; il vomit des matières d'une teinte jaune verdâtre, ses selles ont la même couleur.

On combat cet empoisonnement en faisant vomir avec une grande quantité d'eau chaude, et en mettant une cuillerée de chlore liquide dans chaque verre d'eau. Les acides minéraux seraient très-dangereux en pareil cas. On peut également, si l'on n'a pas de chlore à sa disposition, faire avaler de suite au malade plusieurs verres d'eau vinaigrée ou mêlée de jus de citron.

FOUDRE.— Il arrive souvent que les personnes surprises par l'orage se mettent à l'abri sous un arbre lorsqu'elles sont éloignées des habitations ; mais en agissant ainsi elles s'exposent à un double danger. D'abord leurs vêtements restant secs, leur corps est plus exposé à l'atteinte de la foudre, qui passe souvent sans danger sur une surface mouillée. Ensuite un arbre ou tout autre objet élevé, au lieu de garantir, sert au contraire à attirer et conduire la foudre qui dans son passage rompt souvent les branches ou les troncs dont la chute peut tuer la personne ou les animaux placés sous l'arbre, si toutefois la foudre même ne les atteint pas. Ainsi donc, au lieu de chercher à se garantir de la foudre en se mettant à l'abri sous un arbre, contre un tas de foin, un pilier, un mur, une haie, la personne surprise par l'orage devra continuer sa route jusqu'à la maison la plus rapprochée, ou gagner la partie de la route où ne se trouve aucun objet élevé qui puisse attirer la foudre et demeurer là jusqu'à ce que l'orage soit terminé. Il est particulièrement dangereux, en un tel moment, de s'arrêter près des gouttières de plomb, des portes en fer ou des palissades. Les métaux de toute espèce ont une propriété si prononcée de conduire la foudre que souvent ils la détournent de la route qu'elle eût naturellement prise. Quand on est dans une maison, il faut éviter de s'asseoir ou de se tenir près de la fenêtre, de la porte ou des murs, pendant le fort du tonnerre ; plus on est rapproché du milieu de la chambre, mieux cela vaut. Il faut éviter d'ouvrir les portes et les fenêtres, et d'attirer ainsi les courants d'air.

Une coutume très-dangereuse, et qui existe dans plusieurs villages, est celle de sonner les cloches pendant l'orage. Loin de chasser la foudre, c'est le plus sûr moyen de l'attirer.

Traitement de l'asphyxie par la foudre. Lorsqu'une personne a été asphyxiée par la foudre, il faut tout de suite la porter au grand air, si elle n'y est déjà ; la dépouiller promptement de ses vêtements, faire des affusions d'eau froide pendant un quart d'heure, faire des frictions aux extrémités et chercher à rétablir la respiration par des compressions intermittentes de la poitrine et du bas-ventre, comme pour les noyés.

Pendant qu'on se livre à ces tentatives, on fait creuser par deux hommes une fosse en terre, autant que possible dans un sol meuble et léger. Cette fosse doit être assez longue et assez large pour qu'on puisse y placer le corps du foudroyé dans toute sa longueur. Elle doit avoir 6 pouces de profondeur en sus de l'épaisseur du corps. On étend l'asphyxié nu, couché sur le dos dans cette fosse, de manière que la tête soit plus élevée que les extrémités inférieures, et l'on recouvre légèrement tout le corps, à l'exception de la face, de 4 pouces de terre extraite de la fosse. On le laisse ainsi pendant deux ou trois heures, en lui faisant de fréquentes affusions d'eau froide au visage. Ce moyen, quelque bizarre qu'il paraisse, et quoiqu'on n'en puisse pas expliquer le mode d'action, est recommandé par M. le Dr. Marc, et employé depuis longtemps avec succès en Prusse, en Pologne et en Russie.

Si la vie se rétablit, le malade doit être traité comme les autres asphyxiés rappelés à l'existence.

FRACTURES.— Dans ce genre d'accidents le danger n'est pas très-pressant, bien qu'il y ait de l'avantage à être promptement secouru. Les personnes étrangères à l'art de guérir doivent donc, dit M. Ratier, se borner à relever le blessé avec adresse et précaution, en ayant soin de soutenir le membre affecté de manière à ce qu'il n'éprouve aucune secousse pendant le transport. Le malade étant déposé sur un lit, on le déshabillera ; les vêtements qui recouvrent la partie souffrante seront coupés avec des ciseaux afin d'éviter tout ébranlement douloureux. Le membre sera posé sur des coussins ou sur des oreillers dans une situation demi-fléchie qui est ordinairement celle où l'on éprouve le moins de douleur. D'ailleurs on essaiera avec précaution diverses positions et l'on s'arrêtera à celle que le malade aura lui-même choisie. On attendra ainsi l'arrivée du chirurgien ; s'il tarde à venir, on pourra couvrir le membre de linges trempés dans de l'eau tiède à laquelle on aura ajouté une cuillerée à café de vinaigre ou d'eau-de-vie par verre. Ces moyens, les seuls qu'on puisse employer sans danger, laissent les choses dans l'état où l'accident les a mises, et le chirurgien n'a pas à opérer sur des parties fatiguées et enflammées par des manœuvres imprudentes qui peuvent rendre la guérison impossible.

FREIN DE LA LANGUE.— Les enfants ont quelquefois la langue comme collée aux parties inférieures, parce que le frein est trop étroit ou qu'il se prolonge trop vers l'extrémité de cet organe. On dit alors qu'ils ont le *filet*; ils ne peuvent ni avaler ni sucer. Quoique cette affection ne soit pas rare, elle est cependant moins commune que les parents et les nourrices ne le supposent communément. Lorsque l'enfant est petit et que le mamelon de la nourrice est gros, celle-ci suppose qu'il a le filet, tandis que ce n'est que la petitesse de la langue qui l'empêche de saisir le mamelon avec facilité. Il arrive aussi quelquefois que la langue est appliquée et comme collée contre le palais; il suffit alors de la séparer avec le manche d'une spatule ou une cuillère.

Le remède consiste à diviser le frein de la langue dans une étendue convenable pour que la langue puisse se mouvoir librement. Mais cette opération ne doit jamais être entreprise par une personne étrangère à la chirurgie; car elle peut avoir les conséquences les plus fâcheuses lorsqu'elle est faite inutilement ou par une main maladroite.

FROID. — Lorsque la mort apparente a été produite par le froid, il est de la plus haute importance de ne rétablir la chaleur que lentement et par degrés. Un asphyxié par le froid qu'on approcherait du feu, ou que dès le commencement des secours on ferait séjourner dans un lieu même médiocrement échauffé, serait irrévocablement perdu. Il faut en conséquence ouvrir les portes et les fenêtres de la chambre où l'on se propose de secourir un asphyxié par le froid, afin que la température de cette chambre ne soit pas plus élevée que celle de l'air extérieur.

On emploiera les moyens suivants :

1º. On portera l'asphyxié, le plus promptement possible, de l'endroit où il a été trouvé au lieu où il devra recevoir des secours; pendant ce transport, on couvrira le corps, en laissant cependant la face libre.

2º. On déshabillera l'asphyxié et l'on couvrira tout son corps, y compris les membres, de linges trempés dans de l'eau froide qu'on rendra plus froide encore en y ajoutant des glaçons concassés. Il est préférable, toutes les fois que cela est possible, de se procurer une baignoire et d'y mettre l'asphyxié dans assez d'eau froide pour que tout son corps et surtout les membres en soient couverts.

3º. Lorsque le corps commencera à dégeler, que les membres auront perdu leur raideur et qu'ils offriront de la souplesse, on fera exercer à la poitrine ainsi qu'au ventre quelques mouvements (comme pour les noyés) afin de provoquer la respiration, et l'on fera en même temps des frictions sur le corps, soit avec de la neige, si l'on peut s'en procurer, soit avec des linges trempés dans de l'eau froide.

4º. Si, dans ces circonstances, la raideur a cessé, et que le malade soit dans un bain, l'on en augmentera la température de 3 à 4 degrés de dix en dix minutes, jusqu'à la porter peu à peu à 28 degrés Réaumur ou 34º centigrades. Si l'on ne peut pas disposer d'une baignoire, il faut agir de même avec les linges dont on enveloppe le corps et avec lesquels on le frotte.

5º. Lorsque le corps commence à devenir chaud, ou qu'il se manifeste des signes de vie, on l'essuie avec soin et on le place dans un lit, qui ne doit pas être plus chaud que ne l'est l'asphyxié. Il ne faut pas non plus qu'il y ait du feu dans la pièce où est le lit, avant que le corps ait entièrement recouvré sa chaleur naturelle.

6º. Lorsque le malade commence à pouvoir avaler, on lui fait prendre une tasse de thé ou d'infusion de camomille avec quelques gouttes d'eau-de-vie. Ce thé ou cette infusion doit être à peine un peu plus que tiède; sans cette précaution, on risquerait de produire dans l'intérieur de la bouche des ampoules ou cloches, comme après une brûlure.

7º. Si le malade continuait d'avoir de la propension à l'engourdissement, on lui ferait boire un peu d'eau vinaigrée, et si cet engourdissement était profond, on administrerait des lavements irritants, soit avec de l'eau et du sel, soit avec de l'eau de savon.

Il est utile de faire observer que, de toutes les asphyxies, l'asphyxie par le froid est celle qui offre le plus de chance de succès, même après 12 ou 15 heures de mort apparente.

FURONCLE ou CLOU. — Les furoncles se développent dans toutes les parties du corps, mais principalement à l'anus, aux fesses et à la face intérieure des cuisses. Leur volume est très-variable; on en voit qui excèdent à peine la grosseur d'une tête d'épingle, et d'autres qui atteignent la grosseur d'un œuf de pigeon. On en compte ordinairement plusieurs à la fois ou du moins ils se succèdent avec rapidité.

Quand l'inflammation est considérable ou qu'il s'en développe plusieurs à la fois, et qu'ils empêchent le malade de dormir, il convient de le soumettre à un régime rafraîchissant, de lui faire prendre quelques lavements et de la tisane d'orge; une saignée ou une application de sangsues est même quelquefois nécessaire.

Les furoncles se terminent toujours par suppuration; ils s'ouvrent à leur sommet à l'époque de leur maturité, et donnent issue à du pus mêlé de sang, ainsi qu'à une petite masse cylindrique, solide et blanchâtre, que l'on nomme bourbillon. Dès que cette évacuation a eu lieu, les douleurs cessent et la tumeur finit bientôt par disparaître.

Le traitement du furoncle se borne à l'application d'un petit emplâtre de l'onguent de la mère ou de diachylon gommé. Si l'inflammation est forte, on applique sur le mal un cataplasme de mie de pain et de lait ou de farine de graine de lin.

Les furoncles, lorsqu'ils reviennent souvent, annoncent un vice dans le tempérament, et demandent sous ce rapport le secours de l'homme de l'art.

GALE. — La gale, comme on le sait, est une maladie de la peau, essentiellement contagieuse, qui s'étend sur toute la surface du corps, le visage excepté, mais se répand principalement entre les intervalles des doigts, sur le dos des mains, aux poignets, au coude, aux parties internes des bras et des jambes, et à la partie antérieure de la poitrine. Elle se manifeste à toutes les époques de l'année, mais plutôt pendant les chaleurs de l'été que dans les autres saisons. Elle est moins commune chez les vieillards et les personnes d'un tempérament nerveux que chez les personnes jeunes et les bilieux.

La gale n'a rien de dangereux en elle-même et se guérit assez promptement si elle est bien traitée. Mais si on la néglige ou qu'on la fasse passer trop brusquement par des moyens répercussifs, il en peut résulter les accidents les plus graves.

Le soufre est de toutes les substances celle qu'on emploie le plus efficacement contre la gale. On s'en sert ordinairement sous forme de pommade. Nous allons indiquer les diverses préparations qui ont été expérimentées et proposées par les médecins qui se sont occupés avec le plus de succès du traitement de cette maladie de la peau.

Dupuytren donne la formule d'une préparation qui se recommande par la promp-

titude avec laquelle elle agit, par sa simplicité et par l'économie que procure son
emploi. La voici : Eau commune 750 grammes; sulfure de potasse 128 grammes; acide
sulfurique 16 grammes. La préparation
doit être faite en plein air dans un vase de
terre ou de faïence. On commence par dissoudre le sulfure de potasse dans l'eau ; on
ajoute ensuite par degrés l'acide sulfurique
en agitant le mélange avec un morceau de
bois. On renferme cette dissolution dans
une bouteille qu'on bouche exactement
avec du liége. La quantité que nous venons
d'indiquer est souvent plus que suffisante
pour opérer la guérison d'un galeux. Pour
en faire usage on agite la bouteille et l'on
verse quatre ou cinq cuillerées de la solution dans une assiette de terre ou de faïence;
le malade y plonge la paume de la main et
frotte toutes les parties où se trouvent des
pustules galeuses, jusqu'à ce que la dose
de la liqueur prescrite soit épuisée. Ces lotions se renouvellent trois fois par jour et
n'empêchent point le malade de vaquer à
ses occupations. Quatre, huit ou dix frictions suffisent pour la guérison d'une gale
ordinaire, dont le traitement ne dure par
conséquent que deux, quatre ou cinq jours.

M. le docteur Pyhorel prescrit deux
grammes de sulfure de chaux que le galeux met dans la paume de sa main et dont
il fait sur-le-champ une pommade en y

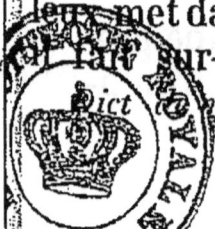

ajoutant quelques gouttes d'huile d'olives.
Le malade se frotte les mains avec ce mélange pendant un temps suffisant pour que
l'absorption puisse s'opérer; il se met ensuite au lit ou se tient près du feu. On fait
deux frictions par jour. Les gales les plus
opiniâtres cèdent à la vingtième friction;
souvent le sujet est guéri après la dixième
ou la douzième.

. Les bains de sulfure de potasse, de sulfure de chaux, de sulfure de soude, sont
d'excellents moyens contre la gale récente.

Il est dangereux de traiter la gale trop
énergiquement lorsqu'elle existe depuis
longtemps et qu'elle détermine de la suppuration. Ces sortes de gales doivent être
traitées par les bains sulfureux pris à la
distance de deux ou trois jours et même
davantage suivant la gravité des symptômes. On fera prendre au malade quelque
purgatif et on le soumettra à un régime
fortifiant et sudorifique. Avec ces précautions on évitera les accidents qui résultent
fréquemment de la répercussion subite
d'une affection de la peau.

On évitera l'usage de certaines substances
qui sont préconisées par les charlatans ou
les commères, et dont l'emploi peut entraîner les suites les plus fâcheuses, notamment
les préparations dans lesquelles il entre de
l'arsenic, de l'eau végéto-minérale, du mercure, etc. La pommade citrine ne doit être

employée que par des personnes robustes
et d'après l'avis du médecin. L'eau dite
anti-psorique doit être entièrement pros-
crite; elle a pour base le sublimé corrosif,
un des nos poisons les plus énergiques.

GAROU OU SAIN BOIS.—Voyez *Plantes vénéneuses irritantes.*

GERÇURES DES LÈVRES. — La gerçure des
lèvres est le plus souvent une maladie très-
légère, dont les causes les plus ordinaires
sont l'habitation dans les lieux élevés et
l'action d'un vent desséchant. Cette affection, qui est fort incommode lorsque l'individu veut rire, et même assez douloureuse
lorsque la lèvre est mise en contact avec un
corps irritant, par exemple le vinaigre, se
guérit le plus souvent d'elle-même au bout
de quelques jours. Si elle persiste, on a recours avec succès à la pommade de concombre ou à l'onguent rosat.

GORGE (DES CORPS ARRÊTÉS A LA).— Les
aliments passent de la bouche dans un canal plus étroit qu'on nomme œsophage, et
qui, en longeant l'épine du dos, va aboutir
à l'estomac.

Il arrive souvent que des corps sont arrêtés dans ce canal sans pouvoir descendre
ni remonter, soit parce qu'ils sont trop gros,
soit parce qu'ils présentent des angles ou

des pointes. Il en résulte une douleur très-
vive, ou au moins un sentiment de gêne très-
incommode, et quelquefois une suffocation
cruelle; des soulèvements de cœur inutiles,
une angoisse extraordinaire et la mort.

Quand un corps est arrêté, il y a deux
moyens de le dégager, qui sont de le retirer
ou de le repousser. Les corps qu'on peut
pousser sans risque sont tous les aliments
ordinaires, tels que le pain, la viande, les
gâteaux, les fruits, les légumes, les morceaux de tendon, etc. Les corps qu'on doit
chercher à retirer sont ceux qu'il y aurait
du danger à laisser pénétrer dans l'estomac,
comme les épingles, les aiguilles, les arêtes,
les os pointus, les fragments de verre, les
gros noyaux de fruits, les pierres, les métaux, etc.

Quand ces corps ne sont pas très-avancés
et qu'ils se trouvent encore à l'entrée de
l'œsophage, on peut essayer de les retirer
avec les doigts, ce qui réussit très-souvent.
S'ils sont plus avancés, il faut se servir de
petites pinces. Si les doigts ou les pinces
échouent ou ne peuvent être employés, il
faut se servir de crochets que l'on forme
avec un fil de fer un peu fort qu'on courbe
par le bout; on l'introduit à plat, et lorsqu'il
a passé l'obstacle, on le retourne et il ac-
croche le corps qu'on amène en le retirant.
Le crochet est aussi très-commode pour dégager les épingles ou les arêtes placées en
travers de l'œsophage.

Si un corps est arrêté sans remplir toute l'ouverture de l'œsophage, on peut se servir avec succès d'une éponge que l'on fait passer par le vide qui reste au delà de ce corps; elle se gonfle alors promptement, surtout si on a soin de faire avaler quelques cuillerées d'eau au malade; alors en la retirant au moyen du manche qui a servi à l'introduire et auquel elle est attachée, elle entraîne avec elle le corps qui fait obstacle et débarrasse le gosier.

Enfin quand tous ces moyens sont inutiles, il faut chercher à faire vomir le malade, mais ce remède ne peut être utile que pour les corps simplement engagés; car dans les cas où ils seraient accrochés ou plantés, il pourrait faire beaucoup de mal. Quand le malade ne peut pas avaler, on doit essayer de chatouiller le fond de la bouche avec une barbe de plume; si c'est sans succès, il n'y aura d'autre ressource que de donner un lavement de tabac.

Quand il convient de pousser le corps, on emploie une sonde en caout-chouc, une baleine ou simplement un poireau. L'on peut employer avec le même succès une baguette de bouleau, de frêne ou de coudrier. Tous ces corps doivent être très-unis et polis pour qu'ils n'occasionnent point d'irritation; on attache quelquefois à leur extrémité une éponge qui, remplissant tout le canal, entraîne tous les obstacles qu'ils rencontrent.   9.

On peut encore, dans ce cas, faire avaler un gros morceau de pain, un navet, une tige de laitue, une balle : ces corps peuvent entraîner l'obstacle; mais si on les fait avaler sans les avoir auparavant fixés à un fil, il est à craindre qu'en s'arrêtant eux-mêmes, ils n'aggravent le mal.

Les corps étrangers ne s'introduisent pas seulement dans l'œsophage qui est le conduit des aliments; ils s'engagent aussi quelquefois dans le conduit de l'air, que l'on nomme trachée-artère; c'est ce qui arrive toutes les fois que l'on *avale de travers*. Dans ce cas la personne est sur-le-champ prise d'étouffement et d'un accès de toux violent. Il faut alors chercher à retirer le corps étranger avec les doigts; si cette tentative est inutile, on fera vomir ou éternuer le malade; mais le meilleur moyen est la bronchotomie, c'est-à-dire l'ouverture de la trachée-artère, opération qui n'est ni difficile pour un chirurgien entendu, ni fort douloureuse pour le malade.

A tous ces secours que nous venons d'indiquer, nous devons ajouter quelques conseils généraux.

Il est souvent utile et même nécessaire de faire une ample saignée au bras, surtout quand la respiration est extrêmement gênée ou qu'on ne peut pas réussir à déplacer le corps.

Quand on voit que toutes les tentatives

pour retirer ou pour pousser le corps sont inutiles, il faut les cesser, parce que l'inflammation que l'on occasionnerait serait aussi fâcheuse que le mal même, et que l'on a des exemples de morts causées par cette inflammation, quoique le corps eût été déplacé.

Pendant qu'on fait ces tentatives, il faut faire avaler de temps en temps au malade quelque liquide émollient, comme de l'eau tiède ou pure ou mêlée de lait, ou une décoction d'eau d'orge, de mauve ou de son. Il en résulte un double avantage, d'abord on adoucit par là les parties irritées, et en second lieu une injection faite avec force à l'aide d'une sonde en caout-chouc réussit souvent mieux pour dégager un corps charnu que toutes les tentatives que l'on pourrait faire avec des instruments.

Quelquefois un peu de mouvement dégage le corps étranger; un coup de poing derrière le dos a souvent détaché des corps fortement arrêtés.

Quand on est obligé de laisser le corps dans la gorge, il faut traiter le malade de la même manière que s'il avait une maladie inflammatoire, le saigner, lui mettre des sangsues à la gorge, lui envelopper tout le cou avec des cataplasmes émollients. Il convient d'employer la même méthode si on a lieu de croire qu'il est resté de l'inflammation dans l'œsophage.

Quand le corps étranger passe dans l'estomac, il faut de suite mettre le malade à un régime très-doux, éviter les aliments âcres, irritants, le vin, les liqueurs, le café, ne prendre que peu d'aliments à la fois. Le meilleur régime serait de vivre de soupes farineuses, de légumes, d'eau et de lait.

GOUTTE.—M. le D^r. Marc, médecin du roi, employait avec succès le remède suivant contre la goutte : Prendre comme préservatif, deux à trois fois par mois, 15 grammes de magnésie calcinée dans un peu d'eau, et boire par-dessus un demi-verre de limonade. Cette médication est un très-bon purgatif, qui, sans prévenir les accès d'une manière absolue, en diminue la fréquence et les rend fort bénins.

Lorque les accès commencent à se déclarer, il faut prendre chaque jour 15 grammes de magnésie calcinée, et s'il y a douleur, rougeur ou gonflement, envelopper la partie malade d'un morceau de flanelle saupoudré de magnésie ou de carbonate de chaux, enveloppé de taffetas gommé.

GRATIOLE, vulgairement HERBE AU PAUVRE HOMME. — Voyez *Plantes vénéneuses irritantes.*

GUÊPES. — Les piqûres de guêpes se traitent comme celles d'abeilles. Seulement il est inutile de chercher à faire sortir l'aiguillon, car la guêpe ne le laisse pas dans la la plaie.

HÉMORRHAGIE.— On donne le nom d'hémorrhagie à tout écoulement du sang hors des vaisseaux destinés à le contenir. Nous ne nous occuperons ici que de celle qui résulte d'une blessure ou d'une opération, et nous renverrons aux mots *Epistaxis*, *Perte de sang*, *Règles*, *Hémorroïdes*, etc., pour l'hémorrhagie qui a lieu par le nez, le vagin ou l'anus.

Il existe beaucoup de moyens d'arrêter le cours des hémorrhagies qui proviennent de la solution de continuité d'une partie du corps. Ceux qui sont à la portée des personnes étrangères à la chirurgie sont les absorbants, les astringents, les caustiques et la compression.

Les principaux absorbants sont la toile d'araignée, l'amadou, l'éponge fine et sèche, la charpie rapée, les résines et notamment la colophane en poudre. Ils ne conviennent guère que pour arrêter les hémorrhagies qui résultent de la piqûre des sangsues ou d'une blessure peu grave qui n'a lésé que la chair sans attaquer de veine ni d'artère.

Les astringents agissent en resserrant la partie sur laquelle on les applique ; on les emploie en poudre ou dissous dans de l'eau ; cette dernière forme est la plus usitée par l'avantage qu'elle offre d'atteindre tous les points de la surface inégale. Les principaux astringents sont l'alun calciné, le sulfate de fer et le sulfate de cuivre : ils s'emploient contre l'hémorrhagie des petits vaisseaux; mais il ne faut les appliquer qu'avec réserve, parce que le resserrement brusque qu'ils déterminent peut être suivi d'une vive inflammation.

La cautérisation par le fer rouge est un des moyens les plus efficaces pour arrêter une hémorrhagie : on fait chauffer le fer au blanc et on en touche à plusieurs reprises le point d'où vient le liquide. Les mouvements de celui qui opère doivent être légers et prompts; il retirera le cautère avec vivacité dans la crainte que l'escarre qui s'est formée immédiatement n'adhère à l'instrument et ne soit enlevée avec lui.

La compression s'opère avec facilité et sans instrument, à l'aide d'un tampon. On prépare des boulettes de charpie ou d'étoupe de chanvre que l'on roule entre les doigts jusqu'à ce qu'elles soient bien serrées et bien dures; on les applique sur la partie qui fournit le sang de manière qu'elles fassent une saillie assez considérable; puis on applique dessus des compresses très-épaisses, et sur cette masse de linge on met un bandage fait avec une cravate ou une bande roulée que l'on serre très-fort; si l'on n'a point de bandage, ou si l'on craint qu'il ne suffise pas pour arrêter le sang, il faut maintenir la main sur la compresse jusqu'à l'arrivée du médecin.

HÉMORRHAGIE NASALE. — Voyez *Epistaxis*.

HÉMORRHAGIE UTÉRINE. — Voyez *Pertes*.

HÉMORROÏDES. — On donne le nom d'hémorroïdes à de petites tumeurs qui se forment sur le bord de l'anus, et qui produisent ordinairement un écoulement sanguin. La quantité de sang qui est alors évacuée varie suivant les circonstances ; quelquefois le flux n'a lieu que quand le malade va à la selle, et paraît communément plus ou moins après la sortie des excréments ; d'autres fois il a lieu sans évacuation alvine ; il est alors abondant et s'accompagne de désordres variés dans différentes parties du corps notamment de maux de tête, de vertige, de gêne dans la respiration, de coliques, et de douleurs dans le dos et les reins. Cette hémorrhagie est souvent considérable, et quelquefois si abondante qu'on a peine à croire que le malade puisse la supporter sans danger pour sa vie. Cependant il est rare qu'elle soit jamais assez forte pour produire tout à coup la mort.

Le flux hémorroïdal est dans quelques circonstances une évacuation salutaire qui prévient un grand nombre de maladies, et peut même contribuer à prolonger l'existence; c'est ce qui a lieu chez les personnes d'un tempérament très-sanguin. Mais les hémorroïdes peuvent se supprimer sans in- inconvénient lorsqu'elles sont dues à une cause que l'on cherche d'abord à détruire. Par exemple une des causes les plus fréquentes de l'affection hémorroïdale est la paresse ou le resserrement du ventre; il faut donc chercher à combattre la constipation par un régime convenable, ou si le régime ne suffit pas, recourir à des médicaments capables de relâcher légèrement sans irriter l'anus. Cullen a connu un homme qui pendant plusieurs années a modéré un flux hémorroïdal auquel il était sujet, et s'est rendu le ventre libre en prenant soir et matin 32 grammes de sel de Glauber. Les fruits récents, le petit-lait, la casse et les tamarins, sont aussi très-utiles pour entretenir la liberté des selles et modérer le flux des hémorroïdes.

Une autre cause des hémorroïdes à laquelle il faut spécialement faire attention, est la chute ou la sortie de l'anus qui survient lorsqu'on va à la selle. Si cette chute parvient à un point considérable, et qu'on ne puisse y remédier aisément et sur-le-champ, elle produit nécessairement les hémorroïdes ou les augmente lorsqu'elles existent déjà. En conséquence les personnes sujettes à cette espèce de descente feront tout ce qui dépendra d'elles pour que l'anus se replace dès qu'elles seront allées à la selle; elles resteront couchées dans une position horizontale et comprimeront doucement l'anus jusqu'à ce qu'elles soient parvenues à le faire rentrer entièrement; il est très-utile, dans ce cas, de se laver fréquemment le fondement avec de l'eau froide.

Tels sont les moyens que l'on peut employer sans inconvénient pour empêcher le retour ou modérer le flux des hémorroïdes, lorsqu'elles ne sont pas occasionnées par l'état pléthorique et sanguin de celui qui en est affecté. Dans ce dernier cas il faut simplement s'attacher à détruire la pléthore et à en prévenir les effets : on évitera une vie trop sédentaire, une nourriture trop chargée de viande et trop abondante, et surtout l'usage des liqueurs spiritueuses; on se mettra à la diète végétale et on prendra beaucoup d'exercice; on aura même recours aux saignées, si cela est nécessaire; on évitera toutefois de trop marcher et de monter à cheval aux approches de l'écoulement hémorroïdal.

HERBE AU PAUVRE HOMME OU GRATIOLE.— Voyez *Plantes vénéneuses irritantes.*

HERBE AUX GUEUX OU CLÉMATITE.—Voyez *Plantes vénéneuses irritantes.*

HYDROPHOBIE. — Voyez *Rage*.

IF. — L'if est un de ces arbres auxquels les anciens ont attribué, un peu gratuitement sans doute, des propriétés malfaisantes que les observations des modernes sont loin d'avoir toutes confirmées. C'est ainsi, disait-on, que son ombre était mortelle pour les voyageurs assez imprudents pour s'y laisser surprendre par le sommeil. Cependant M. le professeur Richard assure s'être reposé des heures entières sous des ifs sans éprouver d'autre accident qu'une légère douleur de tête. Ses fruits, qui passent pour narcotiques, ont une saveur agréable et sucrée; on peut en manger sans en être indisposé. Cependant si, par quelque circonstance, leur usage était suivi d'accidents, on aurait recours au traitement de l'empoisonnement par les plantes vénéneuses narcotiques. Voyez *Plantes vénéneuses*.

INDIGESTION. — L'indigestion peut dépendre d'un vice des organes digestifs; par exemple d'obstructions du pylore; elle est alors chronique et réclame impérieusement le secours de l'homme de l'art. Nous ne nou occuperons ici que de l'indigestion subit et passagère qui a pour cause la qualit ou la quantité des aliments, et certaines cir constances qui ont précédé ou suivi l repas.

Nous avons indiqué dans le *Traité d'hy-giène* qui fait partie de cette collection la nature et la digestibilité plus ou moins facile des substances végétales et animales les plus usitées comme aliments ; nous avons vu que diverses circonstances pouvaient en outre troubler l'exercice des organes digestifs ; par exemple une trop grande précipitation à manger, un exercice immodéré après le repas, l'impression du froid au moment où la digestion s'opère, un accès de colère, une joie trop vive ou un chagrin violent, etc. Nous renvoyons à ce que nous avons dit à cet égard.

Les symptômes de l'indigestion sont fort variés : le malade éprouve ordinairement un sentiment de plénitude et de pesanteur à l'estomac, du dégoût, des envies de vomir, de la gêne dans la respiration, du mal de tête, des borborygmes ou gargouillements dans les intestins, des vomissements et la diarrhée.

Lorsque peu de temps après le repas, on éprouve du malaise, et que les aliments pèsent sur l'estomac, il suffit ordinairement d'un verre d'eau sucrée bien chaude, d'une tasse de thé ou mieux encore d'infusion de véronique, pour prévenir l'indigestion. Si le malade n'a pris qu'une petite quantité d'aliments, et qu'il y ait lieu de penser que le trouble qu'il éprouve dans les fonctions de l'estomac provient d'une faiblesse de cet organe, on lui fera prendre du café ou une petite quantité de liqueur spiritueuse, et on lui appliquera des linges chauds sur la partie douloureuse.

Si l'indigestion est au contraire déclarée, on cherchera de suite à déterminer le vomissement à l'aide de l'eau tiède ou en chatouillant l'arrière-bouche avec une barbe de plume; si ce moyen reste sans résultat, on administrera 5 ou 10 centigrammes d'émétique dans un verre d'eau. Enfin les lavements sont indiqués pour débarrasser les intestins et calmer les douleurs de coliques qui ont lieu très-souvent. On les compose de décoctions émollientes, adoucissantes et même calmantes. Tels sont ceux faits avec les décoctions de graine de lin, de son, de guimauve, auxquels on peut ajouter celle de têtes de pavot, ou le laudanum liquide à la dose de 20 à 30 gouttes, pour les rendre calmants.

Lorsque les accidents sont dissipés, le convalescent doit observer pendant plusieurs jours une diète sévère, pour éviter une rechute.

Infusion. — Voyez les mots *Décoction* et *Tisane*.

Insectes. — Les piqûres de guêpes, de frélons, d'abeilles et autres insectes de notre climat peuvent quelquefois occasionner une douleur assez vive; mais elles ne sont jamais suivies de symptômes graves, à moins qu'elles ne soient très-nombreuses : elles se traitent toutes de la même manière. Voyez le mot *Abeilles*.

IVRAIE. — Le pain qui contient de l'ivraie donne lieu à une espèce d'empoisonnement dont les principaux symptômes sont un tremblement général ou de quelques membres, des bourdonnements d'oreille, une grande pesanteur de tête avec douleur au front, de la gêne dans la respiration et la parole, de la peine à avaler, des envies de vomir et une espèce d'ivresse suivie d'assoupissement. Le traitement est à peu près le même que celui de l'empoisonnement déterminé par les plantes vénéneuses narcotiques. On prendra de la limonade, de l'eau vinaigrée, etc.

IVRESSE. — Lorsque l'ivresse est légère, elle se dissipe ordinairement d'elle-même au bout de douze ou quinze heures, mais on peut la faire cesser beaucoup plus promptement en prenant 8 à 10 gouttes d'ammoniaque liquide (alcali volatil) dans un verre d'eau sucrée. Ce remède produit souvent son effet en quelques minutes.

Si l'ivresse est portée très-loin, et s'il y a assoupissement et somnolence, on cherchera d'abord à favoriser le vomissement

10.

en faisant prendre au malade 10 à 15 centigrammes d'émétique dissous dans un
verre d'eau ; on lui donnera de l'eau chaude
et on lui chatouillera l'arrière-bouche avec
une barbe de plume. Si le vomissement a
lieu, on lui fera boire de l'eau vinaigrée ou
de la limonade, et on lui fera des frictions
par tout le corps avec des linges imbibés
de vinaigre. Si malgré l'emploi de tous ces
moyens, l'assoupissement persiste, on ap-
pellera le médecin qui jugera de l'état du
malade, et verra si une saignée n'est pas
nécessaire.

JOUBARBE DES TOITS. — Voyez *Plantes
vénéneuses irritantes.*

JUSQUIAME. — Voyez *Plantes vénéneuses
narcotiques.*

LAITUE. — Voyez *Plantes vénéneuses
narcotiques.*

LAUDANUM. — Le laudanum de Rousseau
et le laudanum de Sydenham déterminent
un empoisonnement dont le traitement ne
diffère en rien de l'empoisonnement par
l'opium.

LAURIER-CERISE. — Les feuilles de cet
arbrisseau cultivé dans nos jardins sont
quelquefois employées pour donner au

laitage le goût de l'amande amère ; il ne faut en user qu'avec beaucoup de circonspection ; car elles ne doivent la saveur qui les caractérise qu'à la présence de l'acide prussique qui, comme nous l'avons vu, est le poison le plus violent que l'on connaisse, puisqu'une seule goutte de cet acide déposée sur la langue d'un chien suffit pour le tuer instantanément. L'empoisonnement causé par les feuilles de laurier-cerise se traite comme celui qui est occasionné par l'acide prussique.

LAURIER-ROSE. — Les feuilles, l'écorce et même le bois de cet arbrisseau sont vénéneux. Libautius dit qu'un individu fut fort incommodé pour avoir couché dans une chambre où il y avait des lauriers-roses en fleur ; un autre devint fou pour avoir mangé de la viande dans laquelle on avait mis une broche faite de bois de cet arbre. L'empoisonnement par le laurier-rose se traite comme nous l'avons indiqué en parlant des *Plantes vénéneuses narcotico-acres.*

LESSIVE DES SAVONNIERS. — Voyez *Soude.*

LIQUEUR DES CAILLOUX.—Voyez *Potasse.*

LIQUEUR FUMANTE DE LIBAVIUS. — Voyez *Etain.*

LITHARGE. —, Voyez le mot *Plomb.*

LOMBRICS. — Voyez *Vers.*

MASSICOT. — Voyez le mot *Plomb.*

MÉPHITISME, GAZ MÉPHITIQUES. — On donne le nom de gaz méphitiques aux vapeurs impropres à la respiration qui s'échappent du charbon, de la braise, des liquides en fermentation, des fosses d'aisance, des citernes, des puits, des égoûts, etc. Les accidents d'asphyxie par ces émanations sont trop fréquents de nos jours, et leur terminaison est trop promptement fatale pour qu'on ne s'efforce pas d'en diminuer le nombre en indiquant leurs causes, les moyens de les prévenir, de les reconnaître, et les secours à employer en attendant l'arrivée de l'homme de l'art.

Causes de l'asphyxie par méphitisme, et moyens de la prévenir. L'air que nous respirons peut être altéré dans ses propriétés essentielles à la vie, par son mélange avec des gaz plus ou moins nuisibles qui se dégagent 1º. de la combustion du bois, du charbon de bois, de la braise, de la houille ou charbon de terre, du soufre et d'autres substances susceptibles de brûler. 2º. De la réunion d'un grand nombre de personnes ou d'une certaine quantité de plantes fraîches ou odorantes dans un lieu trop resser-

ré, et où l'air atmosphérique ne se renouvelle pas facilement. 3°. Des cuves de raisins, des brasseries de bière, des marais,
des mines, des fosses d'aisances, des égoûts
et de tout lieu où séjournent des matières
en fermentation ou en décomposition. Le
mouvement que l'on imprime à ces matières
en les remuant seulement avec un bâton,
favorise le dégagement du gaz qui, dans
quelques circonstances, est assez pernicieux
pour tuer presque subitement.

On évitera les accidents de l'asphyxie en
faisant brûler le combustible employé au
chauffage sous des cheminées où la fumée
s'engage facilement et dans un lieu où un
courant d'air entraîne toutes ces vapeurs.
On se gardera donc de fermer les soupapes
des cheminées et des poëles, tant qu'il reste-
ra du charbon allumé.

On évitera la trop grande réunion d'hommes, d'animaux ou de plantes, dans les
lieux qui ne recevraient point de larges
courants d'air; encore malgré ces précautions, les parties les plus basses et les plus
élevées de ces localités peuvent-elles occasionner l'asphyxie.

On pratiquera des arrosages ou lavages
avec la dissolution de chlorure de chaux
dans les ateliers où se dégagent des émanations dangereuses, comme chez les tripiers,
boyaudiers, fondeurs de suif, mégissiers,
tanneurs et autres.

C'est avec la plus grande précaution que l'on doit approcher des cuves de raisin et autres fermentations ou émanations végétales, des fosses d'aisances et autres lieux où les matières animales et végétales sont en décomposition. Il faut donc, pour pénétrer sans danger dans ces lieux, en chasser d'abord les gaz méphitiques par de grands courants d'air, et même, pour reconnaître s'ils sont suffisamment dissipés, y introduire une chandelle ou une lampe allumée. On reconnaît facilement leur existence en voyant la lumière s'éteindre à l'instant. Cette expérience n'est pas conseillée pour les mines parce qu'elle y serait dangereuse.

Ceux qui sont obligés de descendre dans les fosses d'aisance doivent, par précaution, se faire attacher par le milieu du corps, et tenir autant que possible la tête élevée et tournée du côté d'où vient l'air atmosphérique. Ils verseront la dissolution de chlorure de chaux surtout au moment où ils rompront la surface ou croûte de ces foyers d'infection, car c'est alors que se dégagent les gaz les plus malfaisants. Un moyen des plus efficaces pour chasser ces gaz de la fosse, ou du moins pour les neutraliser, est d'y jeter de la chaux vive délayée dans une grande quantité d'eau pour absorber l'acide carbonique qui se combine à la chaux dans une proportion presque égale au poids. On peut substituer à la chaux vive, avec beaucoup d'avantage, les alcalis caustiques tels que l'ammoniaque, la potasse, la soude, la lessive des savonniers, etc. On asperge avec ces liqueurs le lieu méphitisé, et lorsque les lumières cessent de s'éteindre, on peut y descendre sans danger.

Symptômes de l'asphyxie par méphitisme. Les personnes asphyxiées par les gaz dont nous venons de parler, éprouvent une grande pesanteur de tête, des tintements d'oreilles, une grande disposition au sommeil et une diminution de forces. A ces symptômes se joignent le trouble de la vue, des douleurs de tête atroces, une grande gêne de la respiration et de la circulation, des battements de cœur violents qui ne tardent pas à être suivis de la suspension de la respiration et de la circulation; les sens n'exercent plus leurs fonctions, l'abattement devient extrême, le mouvement nul et l'individu semble mort. Les membres sont tantôt flexibles, tantôt raides et contournés; la face est quelquefois rouge ou violette, d'autres fois livide et plombée.

Traitement de l'asphyxie par méphitisme. Le premier soin doit être de sortir promptement l'asphyxié du lieu méphitisé et de l'exposer au grand air.

On le déshabillera avec le plus de promptitude possible; mais si l'asphyxie a eu lieu dans une fosse d'aisance, on arrosera préalablement le corps de l'asphyxié avec de l'eau chlorurée, et on le déshabillera immédiatement après, afin d'éviter le danger auquel on s'exposerait en approchant trop près de son corps.

On pose le corps assis dans un fauteuil ou sur une chaise, on le maintient dans cette position; un aide placé derrière lui soutient la tête. On lui jette de l'eau froide par verrées sur le corps et principalement au visage; cette opération doit être continuée longtemps, surtout dans l'asphyxie par la vapeur du charbon, des cuves en fermentation, en un mot, dans l'asphyxie par l'acide carbonique.

De temps à autre on s'arrête pour tâcher de provoquer la respiration en comprimant à plusieurs reprises la poitrine de tous côtés, en même temps que le bas-ventre de bas en haut, comme on doit le faire pour les noyés.

Si l'asphyxié commence à donner quelques signes de vie, il ne faut pas discontinuer les affusions d'eau froide. S'il fait quelques efforts pour vomir, il faut lui chatouiller l'arrière-bouche avec la barbe d'une plume.

Dès qu'il pourra avaler, il faudra lui faire boire de l'eau vinaigrée.

Lorsque la vie sera rétablie, il faudra, après avoir bien essuyé le corps, le coucher dans un lit bassiné, et donner un lavement avec de l'eau un peu tiède dans laquelle on aura fait fondre gros comme une noix de savon, ou encore à laquelle on aura ajouté, pour chaque lavement, deux cuillerées à bouche de vinaigre.

C'est au médecin à juger s'il y a lieu de donner un vomitif; c'est à lui aussi à choisir les moyens de traitement à employer après que l'asphyxié a recouvré la vie.

MERCURE. — Le mercure métallique ne possède aucune propriété vénéneuse, à moins qu'il ne soit très-divisé, par exemple, lorsqu'il est trituré avec une graisse et sous forme d'onguent; mais le mercure liquide traverse l'estomac et les intestins sans occasionner d'empoisonnement.

Il n'en est pas de même des sels de mercure, par exemple du bichlorure de mercure (*sublimé-corrosif*), du cyanure, du bromure, de l'iodure, du sulfate de mercure, et des autres composés connus sous les noms de cinabre, calomel, eau phagédénique, œthiops de mercure, etc.

Les symptômes communs à ces composés sont, saveur styptique et métallique; serrement à la gorge, douleur dans la bouche, le gosier, l'estomac et les intestins, salivation, difficulté d'avaler, vomissement de matières muqueuses ou sanguinolentes, douleur et gonflement du ventre,

Dict. de méd. 11

diarrhée, selles souvent sanguinolentes, hoquet, soif continuelle, difficulté d'uriner, mouvements convulsifs de la face et des membres.

Le traitement de l'empoisonnement par le sublimé-corrosif et les autres préparations mercurielles consiste à administrer sur-le-champ, par verres, des blancs d'œufs délayés dans de l'eau, en évitant de faire mousser le mélange; le vomissement ne tarde pas à avoir lieu, et on continue, de cinq en cinq minutes, à faire prendre cette boisson. Quand on n'a pas d'albumine on peut la remplacer par du lait.

MERCURE DE MORT OU POUDRE D'ALGAROTH. — Voyez *Antimoine.*

MEURTRISSURE. — Voyez *Contusion.*

MINIUM. — Voyez le mot *Plomb.*

MOULES. — L'usage des moules occasionne quelquefois un empoisonnement caractérisé par du frisson, de la douleur au creux de l'estomac, de l'oppression et de la gêne dans la respiration, le gonflement et la rougeur de la face, le ballonnement du bas-ventre; la peau se couvre quelquefois d'une éruption accompagnée de démangeaisons insupportables.

Le traitement consiste à déterminer le

vomissement au moyen d'un émétique. S'il s'est écoulé plus de trois ou quatre heures depuis que les moules ont été mangées, on donnera 16 grammes de sulfate de soude (*sel de Glauber*) dans un verre d'eau, et un lavement contenant 32 grammes du même remède. De cette manière on déterminera l'expulsion de la substance vénéneuse sans laquelle les symptômes pourraient acquérir de la gravité et se terminer par la mort. On fera prendre ensuite des morceaux de sucre sur lesquels on aura versé 10., 15, 20 ou 25 gouttes d'éther sulfurique, quelques cuillerées d'une potion antispasmodique, et on donnera pour boisson ordinaire de l'eau vinaigrée. S'il se manifeste des symptômes d'inflammation dans le bas-ventre, on les combattra par des sangsues, des cataplasmes émollients, etc.

NARCISSE DES PRÉS. — Voyez *Plantes vénéneuses irritantes.*

NOUVEAU-NÉS. — Les soins que réclament les enfants bien portants, les premiers jours de la naissance, sont exposés dans le *Traité d'hygiène.* Nous ne nous occuperons ici que de l'asphyxie et de l'apoplexie des nouveau-nés, et nous renverrons aux articles *Aphtes, Excoriations, Frein de la langue,* etc.

Les enfants naissent quelquefois dans un état de mort apparente qui se présente sous

deux formes bien distinctes : ou bien il y a
lividité et pâleur de toute la surface du
corps avec tous les signes d'une faiblesse
excessive, ou bien la tête et la poitrine sont
gorgées de sang, et il y a gonflement et rougeur de la face. Dans le premier cas il y a
asphyxie, dans le second apoplexie.

L'asphyxie est ordinairement la suite
d'un accouchement laborieux, et dans lequel
la mère a essuyé des pertes considérables.
On conseille dans ce cas, de ne point couper de suite le cordon ombilical, surtout si
le placenta n'a pas encore commencé à se
détacher. On plongera l'enfant dans un bain
d'eau tiède à laquelle on ajoutera simplement du vin. On visitera la bouche pour
voir si quelque caillot ne met pas obstacle
à l'introduction de l'air dans les poumons ;
on tâchera d'exciter l'éternuement en chatouillant les narines. Enfin on aura recours,
avec précaution, aux moyens que nous
avons indiqués contre l'asphyxie.

L'apoplexie reconnaît également pour
cause un accouchement laborieux dans
lequel la tête a été comprimée ou le cou
serré par le cordon ombilical. On y remédiera en coupant promptement le cordon
et en laissant couler le sang ; on ne fera la
ligature que lorsque les symptômes auront
diminué ou disparu. On opèrera sur tout le
corps des frictions avec des linges chauds.

Noyés. — *Secours à administrer aux noyés*. Le premier soin doit être de coucher le noyé sur le côté droit, la tête découverte et un peu plus élevée que les pieds. Si on veut le transporter dans une maison voisine, ce sera avec les plus grandes précautions et en conservant, autant que possible, la position que nous venons d'indiquer. On ne doit en aucune circonstance suspendre le noyé par les pieds ni le rouler sur un tonneau ; car c'est une erreur de croire que les noyés périssent à cause de la grande quantité d'eau qu'ils avalent; on a en effet constaté que l'estomac des noyés en contient à peine quelques gouttes. Ils meurent parce qu'ils ne peuvent pas respirer dans l'eau qui les entoure de toutes parts. La coutume barbare de suspendre le noyé par les pieds n'offre donc aucune utilité, et peut même déterminer une apoplexie mortelle en faisant refouler le sang dans le cerveau.

Après avoir déshabillé le noyé, ou mieux encore coupé ses vêtements, on écartera les mâchoires pour faire sortir l'eau qui peut se trouver dans la bouche et les narines.

On soufflera dans la bouche, et lorsqu'on aura poussé une certaine quantité d'air, on pressera la poitrine, par petites secousses, de manière à imiter la respiration ; il serait préférable de pousser l'air dans la poitrine

11.

du malade avec un soufflet dont le tuyau
serait introduit dans une narine, tandis que
l'on tiendrait l'autre narine fermée, ainsi
que la bouche.

On fera respirer par le nez du vinaigre,
de l'eau de cologne ou de l'alcali volatil.
On introduira bien avant dans le nez du
tabac en poudre.

On chatouillera les lèvres, l'intérieur des
narines, le fond de la gorge, avec les
barbes d'une plume.

On frottera tout le corps, surtout la
poitrine et le ventre, avec la main ou un
morceau d'étoffe de laine, ou mieux encore
avec une brosse dure, une poignée de
paille ou du foin. Si l'on peut se procurer
de l'eau de vie chaude, ou à son défaut du
vinaigre chaud, on s'en servira pour faire
des frictions sur toute la poitrine et spécialement sur la région du cœur.

On réchauffera le corps avec des cendres
chaudes, une bassinoire ou du linge, puis
on l'enveloppera d'une couverture de laine.

Si pendant l'administration de ces premiers secours, on peut se procurer une seringue, on donnera un lavement, préparé
avec de l'eau dans laquelle on aura fait
fondre une poignée de sel.

Si après tous ces soins, le noyé ne donnait encore aucun signe de vie, on laisse-
rait tomber quelques gouttes d'eau bouillante sur les cuisses, sur les bras, et particu-

lièrement sur la région de l'estomac, sur laquelle on pourra appliquer un morceau de métal chaud ou un vase renfermant des charbons ardents.

Si le noyé donnait quelque signe de vie, qu'il eût quelque envie de vomir et qu'on ne pût se procurer très-promptement 15 ou 20 centigrammes d'émétique, on chatouillerait de nouveau le fond de la gorge.

Pour obtenir des succès de tous les moyens que nous venons d'indiquer, il faut les employer avec la plus grande promptitude et surtout une extrême persévérance. Que l'on soit bien persuadé que huit ou dix heures suffisent à peine quelquefois pour rappeler le noyé à la vie.

Ces prescriptions ont pour but de diriger dans les premiers moments le zèle inexpérimenté ; mais pendant qu'on donnera ces secours il est extrêmement important de faire appeler un homme de l'art.

ONGUENTS. — Tout le monde sait que l'on entend par onguent une préparation graisseuse, de consistance solide, contenant ordinairement quelques substances médicamenteuses. Ce genre de préparation est beaucoup moins employé qu'il ne l'était autrefois; car on a reconnu que les corps gras sont plus nuisibles qu'utiles à la guérison des plaies. Nous ne donnerons ici qu'une seule recette, celle de l'*Onguent de la mère.*

Onguent de la mère.

Prenez :

Huile d'olives.	500 grammes.
Graisse de porc.	250 grammes.
Beurre.	250 grammes.
Suif de mouton.	250 grammes.
Cire jaune.	250 grammes.
Litharge en poudre fine.	250 grammes.
Poix noire purifiée. .	65 grammes.

On fait chauffer ensemble l'huile d'olives, l'axonge, le beurre frais, le suif et la cire, et lorsque le mélange fume on y ajoute par portion la litharge ; on fait cuire jusqu'à ce que la masse soit d'un brun noirâtre, et on y mêle ensuite la poix.

OPIUM. — L'opium et ses composés, tels que le laudanum de Rousseau, le laudanum de Sydenham, le sirop diacode, le sirop de pavot, sont à la fois des remèdes précieux et des poisons violents, suivant la dose à laquelle on les administre.

L'empoisonnement déterminé par ces substances se traite de la manière suivante.

On commencera par administrer à plusieurs reprises de la décoction de noix de galle. Si on ne peut pas s'en procurer de suite, on fera vomir le malade à l'aide de 15 ou 20 centigrammes de tartrate de potasse antimonié (émétique) dissous dans une petite quantité d'eau. On évitera de charger l'estomac de liquides mucilagineux, acides, ou même simplement d'eau pure, dans le dessein de faire rejeter l'opium ; car ces boissons ont le grave inconvénient de dissoudre l'opium et de favoriser son absorption. Dès que le poison aura été rejeté, on administrera alternativement de l'eau vinaigrée, ou de la limonade préparée soit avec du jus de citron, soit avec de l'acide tartarique, et une forte infusion de café; on donnera ces boissons à petites doses que l'on renouvellera souvent, par exemple de dix en dix minutes. Il serait dangereux de les administrer avant que le poison fût évacué.

On pourra employer de douze en douze heures des lavements de camphre. On aura soin de bassiner le lit du malade et de lui brosser rudement les bras et les jambes. Si on supposait que le poison eût déjà pénétré dans les intestins, on donnerait un lavement avec du miel et de l'huile de ricin.

OREILLE (CORPS ÉTRANGERS INTRODUITS DANS L'). — Le meilleur moyen de détruire les insectes qui ont pu s'introduire dans l'oreille, est d'injecter dans cette partie, à l'aide d'une petite seringue, une décoction de *ledum palustre* plusieurs fois par jour; mais comme on ne peut pas toujours se procurer cette plante, on peut se servir d'une infusion de tabac dans l'huile d'amandes ou l'huile d'olive; on en introduit quelques gouttes dans le tuyau de l'oreille, et on les y maintient à l'aide d'un tampon de coton. Cette préparation, qui ne peut aucunement léser les parties avec lesquelles elle se trouve en contact, détruit parfaitement les insectes et particulièrement les chenilles, les fourmis ou les perce-oreilles. Toutefois il vaut encore mieux chercher à les faire sortir; il suffit quelquefois de faire incliner la tête de l'autre côté, et de faire entrer dans l'oreille quelques gouttes d'eau, d'huile ou d'eau-de-vie, etc. On peut aussi les extraire en enfonçant dans l'oreille quelques filaments de charpie enduits de miel.

Quant aux petites pierres, aux pois, aux haricots, aux noyaux de cerises, etc., il faut chercher à les amener au dehors à l'aide de pinces étroites : si les tentatives sont infructueuses, on essaiera de les briser avec une pince un peu forte pour les retirer ensuite par fragments; mais il faudra auparavant injecter de l'huile d'amandes douces dans le conduit de l'oreille.

Le cérumen, vulgairement nommé cire de l'oreille, s'accumule quelquefois en assez grande quantité dans cette partie pour s'opposer au passage des sons. On injecte dans ce cas de l'eau tiède dans le conduit de l'oreille, on la maintient à l'aide d'un peu de coton et on extrait le cérumen à l'aide d'une petite curette quand il est assez ramolli.

ORGELET OU ORGEOLET.—Petite tumeur de la nature du furoncle, qui se développe près du bord libre des paupières, particulièrement vers l'angle interne de l'œil, et qui a été ainsi nommée à cause de la ressemblance qu'on a cru lui trouver avec un grain d'orge. Elle se dissipe presque toujours d'elle-même, et n'exige que de simples lotions avec de l'eau tiède; cependant si l'inflammation était trop vive, on la calmerait avec un cataplasme émollient, par exemple de mie de pain bouillie dans du lait.

ORPIMENT. — Voyez *Arsenic.*

OXIDE NOIR. — Voyez *Arsenic.*

PANARIS. — Le danger des panaris est beaucoup plus grand qu'on ne se l'imagine généralement. Le mal commence par une douleur sourde, avec un léger battement, sans enflure, sans rougeur, sans chaleur; mais bientôt la douleur, la chaleur et le battement, deviennent insupportables. La partie devient extrêmement rouge et grosse, les doigts voisins et toute la main enflent. Les malades ne dorment point et la fièvre ne tarde pas à paraître. Si le mal est très-grave, le délire et les convulsions surviennent.

L'inflammation du doigt se termine par la suppuration ou par la gangrène. Quand ce dernier accident arrive, le malade est dans un danger très-pressant, s'il n'est promptement secouru, et il a fallu plus d'une fois couper le bras pour sauver la vie. Quand la suppuration a lieu, si les secours chirurgicaux arrivent trop tard, la dernière phalange est ordinairement cariée et on la perd. Quelque léger qu'ait été le mal, il est rare que l'ongle ne tombe pas.

Le traitement intérieur des panaris est le même que celui des autres maladies inflammatoires. Il faut se mettre au régime plus ou moins exactement, à proportion du degré de la fièvre : si elle est très-forte et l'inflammation considérable, il faut faire une ou plusieurs saignées.

Le traitement extérieur consiste à diminuer l'inflammation et à donner issue au pus dès qu'il est formé : on trempe le doigt dès le commencement dans un bain d'eau de guimauve ; on est souvent parvenu, par ce moyen, à dissiper entièrement le mal ; mais il arrive souvent que le mal fait des progrès et qu'il tend à passer à la suppuration.

Il faut alors hâter la suppuration en enveloppant continuellement le doigt avec une décoction de fleurs de mauve ou un cataplasme de farine de graine de lin ; on peut le rendre plus actif en y ajoutant quelques ognons de lis ou un peu de miel ; mais il ne faut le faire que lorsque l'inflammation diminue et que la suppuration commence. Le cataplasme d'oseille est aussi très-efficace. On recommande aussi de tremper le doigt malade dans un œuf frais et de l'y laisser quelques moments ; la partie de l'œuf qui a été en contact avec le doigt durcit comme si elle était exposée au feu ; quand on retire le doigt, la douleur et l'inflammation ont presque entièrement cessé.

La prompte évacuation du pus est très-importante ; il ne faut point attendre que l'ouverture se fasse naturellement : ainsi dès qu'on soupçonne que le pus est formé, il faut faire une incision ; elle doit être profonde, et pratiquée plutôt avant la parfaite maturité qu'un peu trop tard.

L'incision, la carie et la gangrène, réclament les soins de l'homme de l'art.

PATE DE ROUSSELOT. — Voyez *Arsenic.*

PAVOT. — Les infusions de tête de pavot trop fortes ou administrées en trop grande quantité peuvent déterminer un empoisonnement. Voyez *Plantes vénéneuses narcotiques.*

PENDUS OU ETRANGLÉS. — *Asphyxie par pendaison* ou *strangulation.* La première opération à pratiquer, c'est de détacher, ou pour aller plus vite, de couper le lien qui entoure le cou, et, s'il y pendaison, de

descendre le corps en le soutenant de manière qu'il n'éprouve aucune secousse. Tout
cela sans délai et *sans attendre l'arrivée de
l'officier public*. Défaire les jarretières, la
cravate, les cordons de jupes, le corset,
la ceinture de culotte, en un mot toutes les
pièces du vêtement qui pourraient gèner la
circulation.

On placera le corps de manière que la
tête et la poitrine soient plus élevées que le
reste du corps. Si le corps est dans une
chambre, on doit veiller à ce qu'elle ne soit
ni trop chaude ni trop froide, et à ce qu'elle
soit aérée.

Il est instant d'appeler le plus tôt possible
un homme de l'art, parce que la question
de savoir s'il faut ou non pratiquer une saignée reposant en grande partie sur des connaissances anatomiques relatives à la direction de la corde ou du lien, il n'y a que le
médecin qui puisse bien apprécier les circonstances que présente cette direction.
Dans aucun cas, la saignée ne doit être
opérée si la face est pâle ; mais si, après l'en-
lèvement du lien, les veines du cou sont
gonflées, si la face est d'un rouge tirant sur
le violet, si l'empreinte produite par le
lien est noirâtre, et si l'homme de l'art
tarde d'arriver, on peut mettre derrière les
oreilles, ainsi qu'à chaque tempe, 6 à 8 sangsues.

Si la suspension ou la strangulation a lieu

depuis peu de minutes, il suffit quelquefois pour rappeler la vie, de faire des affusions d'eau froide sur la face, d'appliquer sur le front et sur la tête des linges trempés dans de l'eau froide, de faire en même temps des frictions aux extrémités inférieures. Dans tous les cas, il faut, dès le commencement, exercer sur la poitrine et le bas-ventre des compressions intermittentes afin de provoquer la respiration. On ne négligera par non plus de frictionner l'asphyxié avec des flanelles, des brosses, surtout à la plante des pieds et dans le creux des mains. Les lavements ne peuvent être utiles que lorsque le malade a commencé à donner des signes non équivoques de vie.

Dès qu'il peut avaler, on lui fait prendre par petites quantités du thé ou de l'eau tiède mêlée à un peu de vinaigre ou de vin. Si, après avoir été complètement rappelé à la vie, il éprouve des étourdissements, de la stupeur, les applications d'eau froide sur la tête deviennent extrêmement utiles.

En général, il doit être traité après le rétablissement de la vie, avec les mêmes précautions que les autres asphyxiés.

PERTES DE SANG CHEZ LES FEMMES OU HÉMORRHAGIE UTÉRINE. — Il peut arriver que l'écoulement menstruel survienne à une époque où il n'a pas coutume de paraître ou qu'il soit trop abondant, soit à la suite d'un accouchement, soit sous l'influence de toute autre cause. Si cet écoulement se prolonge, il survient des défaillances, et la vie de la femme peut être mise en danger.

Si l'hémorrhagie est modérée, il ne faut pas se presser de l'arrêter; car elle est quelquefois salutaire et peut prévenir l'inflammation de la matrice. Mais si elle dure longtemps, ou si elle est assez abondante pour faire concevoir des craintes sur la vie de la malade, il faut se hâter d'appeler le médecin. En attendant son arrivée, on fera coucher la femme sur un lit un peu dur, et on lui placera un coussin sous les fesses pour élever le bas-ventre; on la couvrira très-peu et on choisira, si cela est possible, une chambre vaste où l'air se renouvelle facilement. En outre, on ne négligera pas de lui appliquer sur le ventre, sur les cuisses et sur les parties génitales, des linges trempés dans de l'eau froide, en ayant soin de la changer souvent, ou mieux encore de la glace pilée contenue dans une vessie; on administrera des boissons froides, aigrelettes ou astringentes, telles que de la limonade, de la décoction de racine de *ratanhia*, d'écorce de chêne, etc. Si, malgré l'emploi de ces moyens, la perte continue, on aura recours au tamponnement; on introduira dans le vagin un gros morceau de linge trempé dans de l'eau froide ou une éponge. On se sert aussi avec succès d'un citron dépouillé de son écorce.

PHARMACIE DOMESTIQUE. — Le moindre retard dans l'administration des remèdes ajoute souvent aux dangers d'une maladie dont on pourrait, dès le début, arrêter la marche ou diminuer la gravité en lui opposant promptement les moyens convenables. Dans les campagnes qui sont éloignées des secours de la médecine, il est donc utile d'avoir sous la main une collection des médicaments efficaces, et qui conviennent pour le traitement des maladies les plus fréquentes. Les suivants sont simples, d'une administration facile, surtout en cas d'accidents imprévus où la vie du malade est en danger s'il n'est secouru assez tôt, tels que l'apoplexie, le choléra, l'asphyxie, les syncopes, les blessures, les empoisonnements, les hémorrhagies, les brûlures, les morsures de vipères, d'animaux enragés, etc.

MM. les curés, les maires, les instituteurs, les personnes instruites et charitables, seront à même, au moyen de cette *Pharmacie domestique*, dont nous empruntons l'idée au *Journal des Connaissances utiles*, de donner les premiers secours en attendant l'arrivée du médecin, que, pour aucun motif, on ne doit se dispenser d'appeler. De cette manière, le traitement des maladies, même des plus graves, sera appliqué en temps favorable et opportun. Combien de fois, dans les villages, les hameaux, le remède n'est arrivé qu'au moment où le malade à l'agonie ne donne plus de chance ou d'espoir de guérison. Un prompt secours l'aurait sauvé, tandis qu'il périt victime des distances et des mauvais chemins. Combien de gens dont on prolongerait l'existence, et qui meurent sans testament avant la présence d'un notaire. Tous ces inconvénients seront de beaucoup diminués si on établit dans chaque village ou ferme éloignée, une pharmacie domestique dont le prix modéré laisse cependant aux pharmaciens qui la fourniront un bénéfice suffisant.

NOMS des médicaments.	QUAN-TITÉ. -- gram.	PRIX. - f. c.	PROPRIÉTÉS, USAGES.
ACIDE MURIATIQUE	250	« 3o	Pour brûler les chairs, les verrues, les plaies envenimées, etc.
ACIDE NITRIQUE, OU EAU FORTE. . .	64	» 20	Même usage.
ALCALI VOLATIL. .	128	« 75	Caustique contre la morsure de la vipère; quelques gouttes dans de l'eau en cas d'ivresse, donner à respirer en cas d'asphyxie; etc.
ALUN.	128	« 25	Astringent, employé contre les engelures non entamées.
à reporter. .		1 5o	

NOMS des médicaments.	QUAN-TITÉ. -- gram.	PRIX. - f. c.	PROPRIÉTÉS, USAGES.
Report. .		1 5o	
ALUN CALCINÉ. . .	8	« 20	Pour brûler les ex-croissances char-nues.
BAUME OPODEL-DOCK.	128	1 5o	En frictions contre les entorses, les fou-lures, les rhuma-tismes.
CAMPHRE.	32	« 6o	Calmant.
CHAUX VIVE. . . .	250	« 20	Bonne dans quelques cas d'empoison-nement.
CHLORURE DE CHAUX SEC. . .	250	« 5o	Désinfectant, anti-contagieux.
CANTHARIDES. . .	8	« 5o	Pour vésicatoires.
DEUTO - CHLORURE ou BEURRE D'AN-TIMOINE.	8	« 5o	Caustique contre la morsure des chiens enragés.
DIACHYLON gom-mé sur toile.	64	« 5o	Pour réunir les chairs en cas de coupure.
EAU DE FLEURS D'O-RANGES.	128	« 6o	Antispasmodique, cal-mante des nerfs.
EMÉTIQUE.	1	« 25	Vomitif.
EXTRAIT DE SA-TURNE. . . .	64	« 3o	Résolutif, mélangé avec le cérat, ou versé dans l'eau pour obtenir l'eau blanche.
à reporter. .		7 15	

NOMS des médicaments.	QUAN- TITÉ. -- gram.	PRIX. - f. c.	PROPRIÉTÉS, USAGES.
Report. .		7 15	
ÉTHER SULFURIQUE	32	« 60	Antispasmodique.
FARINE DE LIN. . .	500	« 40	Pour cataplasmes émollients.
FARINE DE MOU- TARDE.	500	1 20	Pour sinapismes.
GOMME ARABIQUE.	250	1 20	Adoucissante pour le rhume, etc.
IPÉCACUANHA en poudre.	18	« 75	Vomitif.
HUILE DE RICIN. .	128	1 50	Purgatif à la dose de 32 gram.
LAUDANUM liquide	64	1 20	Calmant, somnifère, 8 ou 10 gouttes dans une infusion de tilleul ou de vio- lette.
MAGNÉSIE.	16	« 50	Contre les aigreurs d'estomac; bonne dans quelques cas d'empoisonnement.
ONGUENT DE LA MÈRE.	32	« 15	Pour amener les abcès à suppuration.
POMMADE DE GA- ROU.	32	« 50	Pour panser les vési- catoires, les cau- tères.
PIERRE INFERNALE	4	1 «	Pour brûler les chairs.
QUINQUINA JAUNE en écorce. . . .	64	1 10	Tonique, fébrifuge.
QUINQUINA en pou.	32	« 75	id.
à reporter. .		18 «	

NOMS des médicaments.	QUANTITÉ. -- gram.	PRIX. - f. c.	PROPRIÉTÉS, USAGES.
Report. .		18 «	
RHUBARBE en poudre.	16	« 20	Tonique, laxatif, une pincée dans une cuillerée de soupe.
SEL DE GLAUBER.	128	« 20	Purgatif à 32 gram. laxatif à 16 gram.
15 SANGSUES. .	»	3	Pour saignées locales.
TAFFETAS D'ANGLETERRE. . .		« 40	Pour les coupures légères.
THÉ VERT. . . .	32	« 50	Tonique, contre les indigestions.
Total. .		22 30	

PHOSPHORE. — Les symptômes de l'empoisonnement par le phosphore diffèrent peu de ceux de l'empoisonnement par les acides. Les accidents sont beaucoup plus graves lorsque le phosphore a été ingéré en dissolution dans l'huile ou dans l'éther, que lorsqu'il a été pris à l'état solide. Dans ce dernier cas, on s'empressera de faire vomir le malade avec 10 ou 15 centigrammes d'émétique. Dans le premier cas, c'est-à-dire si le phosphore a été avalé dans un grand état de division, on fera prendre d'abondantes boissons d'eau contenant de la magnésie. On dissipe ensuite les symptômes inflammatoires par des boissons adoucissantes, des cataplasmes, des sangsues, etc.

PHTHISIE PULMONAIRE.—La phthisie pulmonaire est, de toutes les maladies, celle qui, à raison de la variété des causes qui peuvent la produire, et de la difficulté qu'on éprouve à en arrêter les progrès, demande le plus impérieusement les secours de l'homme de l'art. Nous nous bornerons donc à indiquer les précautions à prendre pour soustraire aux conséquences de cette maladie les personnes qui en sont menacées; dans l'indication du régime à suivre en pareil cas, nous croyons ne pouvoir mieux faire que de reproduire les passages suivants du traité de M. Mougellaz, sur l'art de conserver sa santé, et de prévenir les maladies héréditaires :

Les dispositions à la phthisie que les enfants apportent en naissant tiennent à l'organisation ; elles se manifestent souvent par quelques signes matériels, tels qu'une conformation vicieuse de la poitrine qui, au lieu de présenter une largeur et une ampleur convenables, est trop étroite, trop arrondie et resserrée vers la base du cou, ce qui fait paraître les clavicules et les épaules plus élevées qu'à l'ordinaire et les omoplates plus saillants. Chez les individus ainsi conformés, les inspirations sont en général courtes, et la respiration n'est jamais parfaitement libre. Les palpitations de cœur sont très-sensibles à l'extérieur, souvent fort irrégulières et tumultueuses. La figure est tantôt pâle, tantôt colorée; cette coloration est rarement très-étendue, elle est au contraire partielle et bornée aux pommettes. Ces dispositions s'observent dès la naissance, et les enfants qui les présentent sont sujets à la toux, à l'enrouement, au hoquet; ils sont facilement essouflés; leur respiration est par fois bruyante durant le sommeil.

Pour conserver un enfant qui vient au monde avec ces prédispositions à la phthisie, que ses parents aient été ou non atteints de cette maladie, si sa mère ne jouit pas d'une forte santé, on doit le confier à une nourrice bien portante et bien entendue. On fera surtout attention de lui laisser la poitrine parfaitement libre, ainsi que les bras. On lui fera prendre deux ou trois fois par semaine un bain tiède ou dont la température soit assez douce, suivant la saison, pour ne jamais le saisir ni lui occasionner de frissons. Chaque matin, on lui pratiquera des frictions sur toute la surface du corps avec de l'eau tiède animée avec du vin ou de l'eau-de-vie; pendant la journée, quelques frictions sèches, stimulantes et aromatiques, seraient encore très-avantageuses. On aura grand soin de le préserver de toute variation brusque et considérable de chaud et de froid, de lui favoriser la liberté du ventre par quelques légers purgatifs, tels que du miel, de la manne, etc., de lui tenir les pieds constamment chauds, et surtout de le faire jouir d'un air toujours pur et d'une chaleur modérée.

Il faut à cet enfant du linge propre, des vêtements chauds; il lui faut surtout l'air de la campagne, les rayons du soleil, et dans la maison l'exposer quelquefois à la chaleur d'un feu flamboyant. Il faut redouter pour lui les retours fréquents du rhume, de la toux, de l'enrouement, de toute espèce de dérangement dans les fonctions de la respiration, et se rappeler qu'une toux prolongée, et que le moindre catarrhe peuvent le conduire à la phthisie.

Par des soins convenables, l'enfant atteindra facilement l'époque de la puberté, et c'est alors qu'il faut redoubler de soins pour le conserver, parce qu'à cet âge les organes de la respiration prennent un développement, une activité qui les rendent plus propres à contracter des maladies. Ce qui fait que certaines prédispositions à la phthisie, compatibles avec une bonne conformation de la poitrine, et qui ne s'étaient point fait remarquer jusqu'alors, se manifestent par une extrême susceptibilité nerveuse, des palpitations de cœur fréquentes, un exercice parfois irrégulier, précipité et facilement dérangé, des fonctions pulmonaires. De là l'indication expresse d'éviter certaines imprudences dont on fait trop peu de cas, comme de se vêtir trop légèrement suivant la saison, de s'exposer aux intempéries de l'air et aux variations brusques de la température, d'avoir les pieds souvent froids et humides, de boire froid après une course rapide ou un exercice fatigant, de s'exposer à certains courants d'air lorsqu'on est en sueur, de s'asseoir sur des corps froids et de se coucher sur la terre humide; d'éviter les longues courses, les fatigues du corps, et les excès en tout genre. C'est à cette époque si importante que les parents doivent surveiller attentivement la conduite et le genre de vie d'un enfant qui a la poitrine mal conformée et délicate; car s'il franchit cette époque et qu'il arrive à vingt-cinq ans sans éprouver aucune atteinte funeste, sans ressentir les symptômes de la phthisie, il est à peu près certain qu'il en sera exempt le reste de sa vie; mais pendant cet intervalle, il ne faut pas négliger la moindre affection qui puisse favoriser le développement de cette terrible maladie; il ne faudra pas négliger les rhumes, les quintes de toux, les difficultés de respirer, les points de côté, en un mot tout ce qui peut occasionner le trouble, le dérangement des fonctions pulmonaires. Il faudra d'une part

Dict. de méd.   **13**

entretenir la peau dans un état d'activité
et de souplesse parfait, à l'aide des exercices modérés en plein air, des bains tièdes,
des frictions sèches, stimulantes et aromatiques, et même, si la peau était habituellement très-sèche, par l'usage d'une
chemisette de flanelle appliquée immédiatement sur la surface du corps. S'il
s'agissait d'une jeune fille, il faudrait en
outre surveiller tout ce qui se passerait du
côté des règles.

Ce n'est point assez de faire soigner
son enfant lorsqu'il a une toux opiniâtre, un point de côté avec difficulté
de respirer ou une autre affection de poitrine, il faut encore prévenir avec soin la
récidive de ces affections, et si l'on voyait
que toutes les précautions convenables ne
pussent l'en préserver, il faudrait nécessairement, et le plus tôt possible, le faire
changer d'habitation, d'air, de manière de
vivre, et choisir, suivant les cas, un
climat plus doux, plus tempéré ou plus
chaud, un genre de vie plus tranquille, des
occupations moins pénibles ou moins
assidues; il faudrait lui éviter toute espèce
de contrariété ou d'affection morale triste;
lui procurer des aliments doux, succulents,
en petite quantité, mais toujours de bonne
qualité; lui faire prendre chaque jour, des
exercices modérés à pied, et plus souvent
à cheval; ce dernier exercice convient

parfaitement, parce que le mouvement du cheval dilate et remue favorablement les organes de la poitrine, sans fatiguer le corps et sans augmenter, comme l'exercice à pied, l'activité de la circulation du sang, et la force des battements de cœur.

PIERRE A CAUTÈRE. — Voyez *Potasse.*

PIERRE INFERNALE OU NITRATE D'ARGENT. — Voyez *Argent.*

PLAIE. — Le premier soin doit être d'arrêter le sang qui coule de la plaie. Pour y parvenir on aura recours aux moyens que nous avons indiqués à l'article hémorrhagie. On appliquera sur la partie des bourdonnets trempés dans de l'eau d'alun ou dans de l'alcool pur, et on aidera leur action par un appareil légèrement compressif. Si l'on se décide à employer les caustiques, on pourra se servir du vitriol bleu, légèrement concassé, dont on enferme quelques centigrammes dans du coton cardé pour en faire ce qu'on appelle des boutons de vitriol. Enfin on emploiera les moyens que nous avons détaillés à l'article que nous venons de citer.

Si la plaie est considérable, il faut s'attendre qu'elle s'enflammera avant de suppurer; on appliquera alors par-dessus la charpie un cataplasme de farine de graine

de lin qu'on renouvelle deux fois par jour.
Il est quelquefois urgent, dans ce cas, de
pratiquer une saignée ou une application
de sangsues, surtout si la blessure a attaqué
une partie inférieure.

Quand la plaie est au contraire légère,
il suffit de ne rien prendre d'échauffant; il
faut surtout se priver de viande, de vin et
de liqueurs.

Quand la plaie est tout à fait superficielle,
il suffit d'appliquer dessus un morceau de
diachylon gommé ou de taffetas d'Angle-
terre.

Voyez les mots *Fractures, Contusions.*

PLANTES VÉNÉNEUSES. — Les plantes vénéneuses peuvent se diviser en trois classes ;
la première comprend les plantes vénéneuses
irritantes ; la seconde les plantes vénéneuses narcotiques, et la troisième les
plantes vénéneuses narcotico-âcres.

Plantes vénéneuses irritantes.

Aconit napel (*tue-loup, cape de moine*).
Anémone pulsatille (*anémone des bois
et des champs, herbe au vent, coquelourde*).
Bryone (*couleuvrée, navet du diable*).
Clématite (*herbe aux gueux, vigne
blanche*).
Chélidoine (*grande éclaire, herbe à l'hi-
rondelle*).

Concombre sauvage (*concombre d'âne*).

Daphné (*bois gentil*).

Ellébore blanc et ellébore noir.

Epurge.

Euphorbe.

Garou (*sain-bois*).

Gomme-gutte.

Gratiole (*herbe au pauvre homme*).

Joubarbe des toits.

Narcisse des prés (*porillon, aiault*).

Noix des Barbades, pignon d'Inde.

Renoncule des prés (*bouton-d'or*).

Ricin (*palme de Christ*).

Sabine.

Scammonée.

Scille.

Staphysaigre (*herbe aux porcs*).

Les plantes vénéneuses irritantes, quelle que soit leur espèce, déterminent toutes à peu près les mêmes symptômes : saveur âcre, chaude, brûlante; serrement à la gorge, sécheresse extraordinaire dans la bouche et le gosier, vomissements violents, quelquefois mêlés de sang, douleurs au bas-ventre et au creux de l'estomac, évacuations par le bas. Ces symptômes ne tardent pas à être suivis de ceux qui caractérisent l'inflammation de l'estomac et des intestins. Il est rare qu'on observe des vertiges ou de la paralysie, à moins que ce ne soit vers la fin de la maladie et lorsque le poison a été employé à dose considérable. En général le malade conserve l'usage de ses facultés intellectuelles pendant la première période ; mais peu de temps avant la mort il tombe dans un état d'assoupissement et d'insensibilité, et il est agité de mouvements convulsifs.

Dans ce genre d'empoisonnement, il faut éviter avec soin d'administrer de l'émétique, du vinaigre ou des acides ; car ces substances, loin de diminuer les accidents, ne feraient que les aggraver en augmentant l'inflammation. On administrera sur-le-champ plusieurs verres d'eau sucrée ou d'eau ordinaire, pour délayer le poison, et on chatouillera le fond de la gorge pour déterminer le vomissement. On combattra ensuite l'irritation et l'inflammation à l'aide de boissons mucilagineuses, d'eau de guimauve, de riz ou de graine de lin, etc. On appliquera sur le ventre des compresses imbibées d'une décoction émolliente, ou bien on placera le malade dans un bain tiède. Si l'on n'obtient pas un soulagement marqué et prompt, on pratiquera une saignée et on appliquera 15 ou 20 sangsues sur le point le plus douloureux du bas-ventre ; si la douleur se déplace, on la combattra dans l'endroit où elle ira se porter par une nouvelle application de 15 ou 20 sangsues. Si le malade éprouve de la difficulté à avaler, on appliquera également 12 ou 15 sangsues au cou.

Il arrive quelquefois que le malade n'éprouve pas de grandes douleurs mais qu'il est plongé dans un état d'assoupissement et d'insensibilité très-prononcé. Dans ce cas il faut, après avoir favorisé le vomissement comme nous l'avons dit plus haut, lui administrer plusieurs petites tasses de café, et lui donner de temps en temps 15 à 20 centigrammes de camphre dans un jaune d'œuf. Si le malade rejette le café, on le lui fait prendre sous forme de lavement. Lorsqu'au lieu d'abattement, il y a convulsions, délire, etc., il faut, après avoir fait vomir, donner à petits coups 32 grammes de sirop diacode ou 5 centigrammes d'opium dans un verre d'eau sucrée.

Plantes vénéneuses narcotiques.

Jusquiame noire.
Jusquiame blanche.
Laitue vireuse.
Pavot.

Ces plantes n'ont point une saveur caustique, et n'occasionnent ni chaleur ni sécheresse à la gorge ; il est rare qu'elles déterminent des vomissements ou des évacuations par le bas. La douleur est rarement vive, et si elle est aiguë, loin d'avoir son siége exclusif dans le bas-ventre, elle se fait

sentir dans différentes parties du corps.
Les symptômes qui se développent peu
après l'ingestion de la substance vénéneuse
sont des maux de tête, des vertiges, l'affai-
blissement et même la paralysie des extrémités inférieures, la stupeur, des mouvements convulsifs, etc.

Dans le traitement de ce genre d'empoisonnement, il faut éviter de donner une
trop grande quantité de boissons, dans l'in-
tention d'adoucir les parties et de hâter le
vomissement ; en effet on diviserait davantage le poison et on augmenterait les accidents. On commencera par donner 20 ou 25
centigrammes d'émétique dans un verre
d'eau ; si le vomissement n'a pas lieu, on
administrera au bout d'un quart d'heure 12
décigrammes de sulfate de zinc dissous
dans un verre d'eau, en deux doses à un
quart d'heure d'intervalle ; on aidera au
vomissement en chatouillant l'arrière-gorge
avec une barbe de plume. Le poison une
fois évacué, on administrera de cinq en
cinq minutes et alternativement, une tasse
d'eau vinaigrée ou de limonade tartrique
et une tasse de café. On pratiquera des
frictions aux jambes avec une brosse ou un
morceau de laine, et on donnera de douze
en douze heures un lavement de camphre.
La convalescence demande de grands mé-
nagements ; le malade doit s'abstenir pendant longtemps de boissons spiritueuses et
d'aliments solides.

Plantes vénéneuses narcotico-âcres.

Les plantes principales de cette classe
sont la belladone, le tabac, la digitale, les
diverses espèces de ciguë, le colchique, le
laurier-rose, la rue, le redoul, etc.

Les plantes narcotico-âcres sont celles
qui déterminent à la fois le narcotisme et
l'inflammation des parties qu'elles tou-
chent ; l'empoisonnement par ces plantes
donne lieu aux symptômes que nous avons
signalés dans les deux classes précédentes ;
il est rare toutefois que les effets narcotiques ou âcres ne prédominent pas les uns
sur les autres : chaleur à la bouche, dans
l'œsophage et à l'estomac, serrement à la
gorge, soif ardente, nausées, vomissements, vertiges, stupeurs, diminution ou
perte de la sensibilité et du mouvement,
convulsions, agitation, délire, quelquefois
tétanos, convulsions, apoplexie, asphyxie
et mort.

En règle générale, il faut exciter le vomissement avec l'eau chaude ou avec les
émétiques tels que le sulfate de zinc ou
le tartre stibié dont l'action est plus sûre.
Lorsqu'on a ainsi débarrassé l'estomac, il
faut chercher si les effets narcotiques prédominent sur les effets irritants du poison.
Dans le premier cas les boissons acidulées,
le vinaigre, le café, les lotions froides,
sont indiquées ; dans le second les boissons

émollientes et mucilagineuses, et quelques préparations opiacées. Dans les deux cas, les accidents inflammatoires méritent une attention spéciale et doivent être combattus par les moyens ordinaires. La saignée et les applications de sangsues à la base du crâne, derrière les oreilles ou sur les côtés de la mâchoire, sont nécessaires lorsque la congestion cérébrale est annoncée par la rougeur livide et la tuméfaction de la face, par la force des battements artériels, etc.

PLOMB. — Les préparations de plomb sont d'autant plus dangereuses qu'elles ont toutes une saveur plus ou moins sucrée, et que les enfants, trompés par le goût, en mangent souvent de grandes quantités. Les plus vénéneuses sont les oxides de plomb (*massicot, litharge, minium*), l'acétate neutre de plomb (*sel ou sucre de Saturne*) dont on se sert pour préparer l'extrait de Saturne et l'eau de Goulard, le sous-carbonate de plomb (*céruse, blanc de plomb*), enfin le chrômate de plomb dont quelques confiseurs font encore usage pour colorer les bonbons en jaune.

Les symptômes de ces empoisonnements sont des envies de vomir, des vomissements, le hoquet, une vive douleur au creux de l'estomac, des coliques atroces, de la constipation, la pâleur de la face, un cercle bleu auteur des yeux, les lèvres livides et crispées.

Le meilleur antidote des préparations de plomb est la limonade sulfurique que l'on prépare en versant 7 à 8 gouttes d'acide sulfurique dans un verre d'eau. Il existe en outre un grand nombre d'autres contre-poisons que l'on peut employer avec avantage ; nous mettrons en première ligne le sulfate de soude (*sel de Glauber*) et le sulfate de magnésie (*sel d'Epsom*) que l'on administre à la dose de 40 à 50 grammes dans un litre d'eau. On peut également employer le carbonate de potasse, les blancs d'œufs, le lait, le thé, les infusions et les décoctions de noix de galle, de quinquina, de roses rouges, etc.

Potasse.—Les composés de potasse qui peuvent causer l'empoisonnement sont la potasse caustique (*pierre à cautère*), la potasse silicée (*liqueur des cailloux*) et le sous-carbonate de potasse (*sel de tartre*). Leurs symptômes diffèrent peu de ceux qui sont déterminés par les acides ; seulement le malade éprouve une saveur âcre, brûlante et urineuse ; les matières rejetées par le vomissement ne font pas effervescence sur le carreau, elles sont au contraire grasses et savonneuses au toucher, et quelquefois mêlées de sang, ainsi que les selles.

Le traitement consiste à administrer de suite de l'eau vinaigrée ou de la limonade citrine (un quart de vinaigre ou de jus de citron pour trois quarts d'eau). Plus tard on donne une potion huileuse préparée avec de l'huile d'amandes douces pour détruire les symptômes inflammatoires.

Le nitrate de potasse (*sel de nitre*) n'occasionne l'empoisonnement qu'autant qu'il est pris en grande quantité, à l'état solide ou fondu dans une petite quantité d'eau. Il n'existe point de contre-poison de ce sel ; il faut se borner à provoquer le vomissement en faisant boire au malade une grande quantité d'eau et en chatouillant l'arrière-bouche.

POTIONS. — On désigne sous le nom de potions des préparations médicamenteuses liquides qui ne sont autre chose que des mélanges d'eaux distillées, d'infusions, de décoctions, auxquels on ajoute une petite quantité de sirop ou de sucre. Les doses de ces ingrédients sont calculés de manière que la potion ne soit au total que de 120 à 150 grammes. On ne la donne jamais comme boisson habituelle au malade ; on la prend en général à certaines heures et par cuillerées.

Nous allons donner les formules de quelques potions qu'il est facile de préparer chez soi, lorsqu'on a les ingrédients nécessaires, puisqu'il s'agit simplement de les mélanger dans une certaine proportion.

Potion antispasmodique.

Sirop de fleurs d'oranger.   32 grammes.
Eau distillée de tilleul. . .   64 grammes.
Eau de fleurs d'oranger. . 64 grammes.
Éther sulfurique. . . . .   2 grammes.
Mêlez.

A prendre par cuillerées toutes les demi-
heures, dans les cas d'attaques de nerfs,
hystérie, etc.

Potion calmante.

Sirop diacode. . . . . .   32 grammes.
Infusion de tilleul. . . . 125 grammes.
Éther sulfurique. . . . .   1 gramme.
Mêlez.

A prendre par cuillerées toutes les heures,
pour calmer les attaques de nerfs, et procurer le sommeil.

Potion de rivière.

Acide citrique. . . . . .   2 grammes.
Sirop de sucre. . . . . . 24 grammes.
Bicarbonate de potasse. .   2 grammes.
Eau. . . . . .125 grammes.

On fait dissoudre l'acide citrique dans la
moitié de l'eau, on ajoute le sirop; on dissout d'autre part dans l'autre moitié de
l'eau le bicarbonate de potasse, et on administre une cuillerée de la première dissolution, puis immédiatement une cuillerée de
la seconde. C'est un excellent moyen pour
arrêter les vomissements occasionnés par

une trop grande quantité d'émétique, ainsi que les vomissements spasmodiques, tels que ceux des femmes enceintes.

Potion contre l'ivresse.

Eau. . . . . 160 grammes.
Sirop. . . . . 32 grammes.
Ammoniaque ou alcali volatil. 12 gouttes.
A prendre en une seule fois.

Poudre aux mouches.—Voyez *Arsenic*.

Poudre d'algaroth. — Voyez *Anti-moine*.

Poudre des chartreux. — Voyez *Anti-moine*.

Pulsatille, Anémone des prés ou Coquelourde. — Voyez *Plantes vénéneuses irritantes*.

Rage ou Hydrophobie. —La rage peut se développer spontanément chez certains animaux, par exemple chez le chien et chez le loup ; mais elle est toujours communiquée à l'homme : le virus ou venin ne peut alors se transmettre dans l'économie que par une solution de continuité ou par son contact avec une membrane muqueuse, c'est-à-dire une de ces membranes plus ou moins rouges qui tapissent la bouche, l'intérieur du nez, etc; il peut en effet être déposé impunément sur la peau recouverte de son épiderme.

La rage ne se déclare pas immédiatement après la morsure qui l'a occasionnée; la santé du blessé n'éprouve pas de dérangement manifeste pendant une période de temps plus ou moins prolongée; la durée de cette période est généralement chez l'homme de trente à quarante jours; mais elle peut être modifiée dans une foule de cas : elle va quelquefois jusqu'à deux ou trois mois, et même il y a des exemples avérés de rage développée après deux ans de morsure. Diverses circonstances peuvent au contraire hâter l'apparition des symptômes, par exemple les fatigues extrêmes, le séjour au soleil, les excès de boissons spiritueuses, un coup sur des cicatrices déjà fermées, les affections vives et surtout une grande frayeur.

Quoi qu'il en soit, dès que cette période est terminée, des accidents variés se déclarent : le malade éprouve d'abord dans les plaies une douleur plus ou moins vive qui s'étend le long des membres en se dirigeant vers le tronc; quand elles sont déjà fermées, les cicatrices deviennent violettes, rougeâtres, tendues, quelquefois même se rouvrent. En même temps il devient triste, morose, inquiet, irritable; son sommeil est pénible et troublé par des rêves effrayants.

Enfin il éprouve tout à coup une sorte de frisson général ; sa respiration devient pénible, haletante, entrecoupée de soupirs et de sanglots ; souvent il se plaint d'étouffer et demande de l'air à grands cris ; sa gorge se contracte et l'empêche d'avaler, et tout son corps est agité par un frémissement violent. Dans cet état, la face se colore, la peau devient chaude, le pouls est ordinairement plein, fort et fréquent ; la bouche est aride, la soif ardente, et cependant les boissons sont repoussées avec une horreur profonde, ce qui a fait donner à la rage le nom d'hydrophobie ; leur seul aspect irrite et révolte le malade, et redouble la violence des accès. Quelquefois ces accidents cessent et sont suivis d'un calme assez complet pour inspirer au malade l'espoir d'une prompte guérison ; mais ils reparaissent bientôt plus violents et plus terribles qu'auparavant ; le corps est alors inondé d'une sueur gluante et fétide, la bouche se remplit d'écume, enfin la mort survient sans agonie, en quelque sorte inopinément et lorsqu'elle semblerait, d'après l'état des forces, devoir être encore éloignée.

Dès qu'une personne a été mordue par un animal enragé, il faut s'occuper du traitement préservatif local dont le but doit être de retirer le virus de la plaie ou de l'y détruire.

On commencera d'abord par laver la

partie mordue avec de l'eau pure ou mieux encore avec de l'eau tiède dans laquelle on aura fait fondre du sel ou du savon ; on pressera la plaie dans tous les sens pour faciliter l'écoulement du sang ; on l'agrandira même à l'aide du bistouri ou d'un canif si la morsure est petite et profonde.

On s'occupera ensuite de détruire le virus au sein même de la plaie à l'aide d'un caustique ou d'un fer rouge.

L'application du fer exige les plus grands soins : une mauvaise forme du fer, une chaleur insuffisante, peuvent rendre ce moyen infidèle. Trop aplati ou trop arrondi, le cautère ne pénètre pas dans le fond de la plaie ; trop peu chauffé il ne détruit pas assez promptement les parties qu'il touche. Il faut donc choisir des fers de formes variées et surtout coniques et pointues comme la dent de l'animal qui a fait la blessure ; il faut les rougir à blanc et en avoir plusieurs afin de pouvoir en prendre un autre dès que l'un s'éteint. A défaut de ces instruments tout morceau de fer peut être employé, par exemple le bout de manche d'une pelle à feu etc. ; l'important est de n'apporter aucun retard et de brûler exactement et assez profondément toute la surface des plaies.

La difficulté de brûler exactement la plaie à l'aide du fer porte généralement les médecins à préférer l'usage des caustiques qui

14.

pénètrent mieux dans la blessure, et effraient
moins le malade que le fer rouge. On peut
employer l'acide sulfurique (*huile de
vitriol*), l'acide nitrique (*eau forte*) ou mieux
encore le beurre d'antimoine. Voici la manière d'appliquer ces caustiques : après
avoir dilaté la plaie avec le bistouri, l'avoir
laissée saigner, bien lavée et bien essuyée, on
trempe dans le liquide un tampon de charpie bien serré, et après l'avoir laissé égoutter,
on le promène exactement sur toute la surface de la plaie ; on renouvelle cette application plusieurs fois de suite et on appuie
le tampon plus fortement et plus longtemps
dans les endroits où l'on veut brûler plus
profondément. Toutes les parties touchées
se couvrent alors d'une espèce de croûte qui
est blanchâtre si on s'est servi du beurre
d'antimoine, jaune quand on a employé
l'eau forte, et noire quand on a appliqué
l'huile de vitriol.

La pierre infernale s'emploie d'une autre
manière : on écrase ce caustique, et quand
il est réduit en poudre on en répand sur
toute la surface de la plaie ; on la recouvre
de charpie, on met un bandage serré, et on
lève l'appareil au bout de cinq à six heures.

Si l'on ne peut se procurer promptement
aucun des caustiques que nous venons d'indiquer, on fait une pâte avec parties égales
de savon tendre et de chaux vive réduite en
poudre ; on étend cette pâte sur un linge

et on l'applique sur la plaie ; on le recouvre d'un bandage et on le laisse pendant un quart d'heure ou une demi-heure.

Après la cautérisation, on panse les plaies de manière à en obtenir la guérison le plus promptement possible ; la méthode de les faire suppurer est vicieuse : si tout le virus a été détruit, la suppuration est inutile ; s'il en reste encore dans la plaie, il est fort douteux que le pus puisse l'entraîner avec lui.

Les morsures anciennes et déjà cicatrisées devront être traitées de la même manière ; seulement quand les cicatrices sont déjà formées, il faut les rouvrir avec un instrument tranchant avant de cautériser.

Quant au traitement interne, on cherchera pendant les premiers jours à favoriser la transpiration et le sommeil en faisant prendre au malade toutes les cinq ou six heures des verres d'eau de sureau dans lesquels on versera 6 à 8 gouttes d'alcali volatil ; ce n'est que dans le cas où la plaie est très-enflammée et douloureuse qu'on remplace cette boisson par une décoction de guimauve ou de graine de lin. On saigne le malade si le pouls est dur et plein ; on donne l'émétique et des purgatifs si l'estomac est chargé, la langue recouverte d'une couche jaune et la bouche pâteuse. On prescrit des aliments doux, faciles à digérer et un exercice modéré.

On croit, dans les campagnes, que l'haleine d'une personne enragée peut communiquer la rage aux personnes qui l'entourent; c'est une erreur : la maladie ne se transmet, comme nous l'avons dit, que par la pénétration du virus dans les chairs ou son application sur une membrane muqueuse; on peut donc sans danger non seulement approcher les personnes atteintes d'hydrophobie, mais même les toucher et leur donner tous les soins que réclame leur état : il est même prouvé que la sueur d'un enragé ne peut pas propager la maladie, et que la salive est la seule humeur qui puisse la transmettre. Rien ne pouvait donc excuser l'usage atroce qu'on avait autrefois dans quelques pays d'étouffer l'enragé entre deux matelas.

La seule précaution qu'il soit important de prendre dans une maison où une personne est atteinte de la rage, c'est de laver avec soin ou mieux encore de détruire tous les objets qui ont pu être souillés par la salive du malade ; car en touchant ces objets sans précaution et en portant ensuite ses doigts à la bouche, on peut devenir enragé à son tour.

RÉALGAR. — Voyez *Arsenic*.

RHUMATISME.—Nous ne nous occuperons pas du traitement rationnel de cette affection qui réclame toujours les soins de l'homme de l'art. Nous dirons seulement un mot des précautions particulières qu'exige la constitution rhumatismale, c'est-à-dire la disposition à contracter des rhumatismes sous l'influence des causes les plus légères.

Le point essentiel est de détruire la faiblesse et l'extrême sensibilité de la peau, qui sont le principe de cette constitution. On cherchera donc à fortifier, à endurcir la peau, et à lui donner plus de ressort et d'élasticité. Dans ce but on se lavera tous les jours le corps avec de l'eau froide ; on y joindra des frictions; on prendra un bain tiède une ou deux fois par semaine ; on observera la plus grande propreté, un changement de linge très-fréquent, un air pur et de l'exercice. Les personnes délicates, très-susceptibles aux impressions de l'atmosphère, ou qui ont une tendance très-prononcée au rhumatisme, devront porter de la flanelle sur le corps. On obtient aussi de bons effets d'un bain de vapeur pris tous les quinze jours. On se trouve aussi très-bien de prendre pendant quelques jours toutes les trois ou quatre semaines un léger purgatif qui procure deux ou trois selles par jour. :

RHUME.— Il règne sur les rhumes, dit Tissot, plusieurs préjugés qui peuvent avoir des suites fâcheuses : on croit, notamment, qu'un rhume n'est jamais dangereux,

L'on ne meurt pas effectivement d'un rhume tant qu'il n'est que rhume ; mais si on le néglige, il dégénère en maladie mortelle. Les rhumes, disait un habile médecin, emportent plus de gens que la peste.

Du rhume de cerveau ou *coryza.* Cette maladie, dont le siége n'est point dans le cerveau comme on le croit vulgairement, est occasionnée par une suppression de la transpiration, à laquelle sont sujettes les personnes qui suent beaucoup à la tête, qui se promènent au serein ou s'exposent à un courant d'air froid ou humide. On commence par sentir une pesanteur dans toutes les parties qui avoisinent le nez et un engorgement dans les narines ; il coule bientôt par le nez une humeur claire et âcre qui s'épaissit peu à peu à mesure que l'engorgement se dissipe ; le malade perd l'odorat, le goût et l'appétit.

Le meilleur remède contre le rhume de cerveau est de se tenir la tête chaudement et de prendre un bain de pieds avant de se coucher ; on obtient aussi d'excellents effets d'une espèce de bain de vapeur que l'on prend en se mettant la figure sur de l'eau chaude ; la tête et le vase qui contient l'eau doivent être recouverts avec un linge afin d'empêcher la déperdition des vapeurs. On peut répéter ce bain trois ou quatre fois par jour, en ayant grand soin de s'essuyer exactement aussitôt après l'avoir pris, et de ne pas s'exposer au contact de l'air froid ou humide, on en obtient surtout du soulagement lorsqu'on le prend le soir avant de se mettre au lit.

Du rhume de poitrine. Le meilleur régime et le plus expéditif est de rester longtemps au lit et de se procurer une douce sueur en prenant quelque boisson adoucissante et un peu chaude; on supprimera les aliments trop nourrissants et l'on se contentera de crême de riz, de panade ou de pruneaux. Ce traitement suffit le plus souvent et prévient presque toujours les suites fâcheuses de la maladie; mais si on laisse le mal s'invétérer, il en résulte une pneumonie mortelle.

RICIN.—Voyez *Plantes vénéneuses irritantes.*

RUE.— Voyez *Plantes vénéneuses narcotico-âcres.*

SABINE. — Voyez *Plantes vénéneuses irritantes.*

SAFRAN DES MÉTAUX. — Voyez *Antimoine.*

SANGSUES. — L'usage de ces animaux est si fréquent en médecine que nous croyons nécessaire de donner quelques conseils sur la manière de les appliquer et de les conserver.

Les sangsues les plus longues et les plus minces sont celles qui tirent le plus de sang. Il est bon de les tirer de l'eau une heure avant de les appliquer et de les laisser ainsi dans un linge sec jusqu'au moment de s'en servir. On lave soigneusement la partie sur laquelle on veut les faire prendre; il est même nécessaire quelquefois de mouiller avec du lait ou de l'eau sucrée. Il ne faut pas trop les tourmenter et éviter de les saisir avec les doigts. La meilleure manière est de les placer dans un verre que l'on pose doucement sur l'endroit de la peau qu'on leur livre, ou de les maintenir en les saisissant doucement avec un linge. Si par hasard l'une d'elles déterminait une douleur trop vive, ou si elle restait trop longtemps fixée, il faudrait lui faire lâcher prise en lui mettant sur le dos quelque substance irritante, telle que du tabac ou du sel.

Le moyen d'arrêter le sang, consiste à poser sur les piqûres de l'amadou ou de la poudre de colophane. La gomme arabique est aussi très-convenable; elle présente même un avantage que n'offre point la colophane, celui de pouvoir se dissoudre dans l'eau et par conséquent d'être facilement enlevée des endroits où elle peut adhérer. Dans quelques cas rares, où l'hémorrhagie résiste à tous ces moyens, il faut recourir à la cautérisation, et toucher les piqûres avec l'extrémité d'un clou ou d'une petite barre de fer rougie au feu.

On a cru longtemps, mais à tort, que la sangsue noire ou sangsue de cheval était venimeuse, et qu'il fallait lui attribuer les accidents qui surviennent quelquefois à la suite des piqûres de sangsues. Mais on a reconnu, par la forme émoussée des dents qui garnissent ses mâchoires, qu'il est impossible que la sangsue noire puisse entamer la peau de l'homme ou du bétail.

Les sangsues se conservent ordinairement dans des vases remplis d'eau, et simplement couverts avec une toile. Il faut avoir grand soin de renouveler cette eau fréquemment et surtout de placer les vases dans un lieu frais et à l'abri des rayons du soleil. Sans ces précautions, l'eau dans laquelle les sangsues sont contenues s'altère à cause de la grande quantité de mucosités qu'excrète leur peau, et un grand nombre périssent. Un moyen de conservation très-efficace, c'est de placer les sangsues dans des vases remplis de glaise délayée. On peut, en usant de ce procédé, non seulement les conserver pendant fort longtemps, mais encore c'est le moyen qu'on emploie pour les faire voyager très-loin.

SCAMMONÉE.—Voyez *Plantes vénéneuses irritantes*.

SCILLE. — Voyez *Plantes vénéneuses irritantes.*

SCROFULES, vulgairement ECROUELLES ou HUMEURS FROIDES. — Cette maladie consiste dans l'engorgement des glandes des diverses parties du corps, mais particulièrement de celles du cou et du ventre; cet engorgement survient sans douleur, ne fait que des progrès lents et ne s'accompagne dans le principe d'aucun changement de couleur à la peau qui plus tard prend une couleur rouge, s'amincit et finit par s'ulcérer. Les personnes qui y sont surtout sujettes sont celles qui ont une peau fine et blanche, des cheveux blonds, des traits délicats, un teint rosé, de grosses lèvres, la mâchoire inférieure très-large, la tête volumineuse, la poitrine étroite et aplatie, le ventre gros et les chairs molles et flasques. Cette maladie paraît héréditaire; les causes qui la déterminent sont ordinairement le froid humide et la privation des rayons du soleil, une mauvaise nourriture, celle surtout qui consiste dans l'usage continu des farineux, l'allaitement par une nourrice scrophuleuse, etc.

Nous ne nous occuperons pas du traitement curatif des scrofules, c'est-à-dire des moyens à employer chez les individus déjà atteints de tumeurs ou d'ulcères; nous nous bornerons, pour ne pas sortir du cadre que nous nous sommes proposé, à indiquer le régime que les médecins regardent comme le plus propre à prévenir le développement de cette maladie chez les individus prédisposés ou nés de parents scrofuleux, régime qui consiste principalement à soustraire de bonne heure l'individu aux causes qui peuvent donner lieu à cette affection, et à augmenter l'énergie des systèmes musculaire, nerveux et sanguin.

L'habitation à la campagne dans un air pur et sec, sous l'influence des rayons du soleil, les exercices manuels en plein air, occupent le premier rang, et l'on peut, dit Coster, regarder toute espèce de moyens comme insuffisants tant qu'on laisse les enfants vivre dans des rues étroites, humides et sombres, ou entassés dans des ateliers, des hospices, etc. On doit en dire autant des habitants des vallées où la constitution scrofuleuse est endémique. Il serait à souhaiter que ces individus pussent aller vivre, au moins pendant quelques années, sous un ciel plus sain. L'individu originaire d'un pays chaud, s'il a une constitution scrofuleuse, n'ira pas habiter un climat plus froid, et même, sans qu'il y ait prédisposition, il n'est pas rare de voir des individus des contrées méridionales contracter l'affection scrofuleuse en allant vivre dans les contrées plus septentrionales; par la raison inverse, il est très-avantageux de quitter un pays froid et humide pour aller dans un autre plus chaud et plus sec.

Il est bon que les matelas où couchent les enfants contiennent quelques substances aromatiques, telles que la fougère, la lavande, la sauge, etc. Si l'épine du dos commence à se courber, on couchera l'enfant précisément sur le point qui fait saillie. Si l'enfant prédisposé est déjà appliqué aux études, on les suspendra entièrement, pour qu'il puisse se livrer en toute liberté aux exercices musculaires.

Les aliments doivent être substantiels et fortifiants, et consister principalement en viandes bouillies ou rôties ; les œufs, les végétaux frais, les fruits bien mûrs, seront associés en proportion convenable aux matières animales. On évitera le lait, les pâtes, les mucilagineux acides et peu sucrés, les pommes de terre, les haricots, les lentilles, les châtaignes, et certains légumes tels que la bette, l'oseille, la laitue, le pourpier, le potiron, etc ; il en sera de même des substances grasses, huileuses, des fritures et du fromage. Pour boisson, on fera usage de vin ou de bière forte. On conseille aussi l'usage des préparations ferrugineuses, du quinquina, des décoctions de gentiane et de houblon, etc. Mais l'emploi de ces substances ne doit avoir lieu qu'avec modération et dans le cas où l'individu n'éprouve aucun trouble dans les fonctions digestives. Les bains excitants, salés ou sulfureux, les frictions sèches, sont, après l'influence de l'air sec, des exercices et des aliments, un des moyens les plus avantageux, en ce qu'ils servent à entretenir l'action de la peau. Pour la même raison, on doit avoir soin de la préserver du froid et de l'humidité.

SEIGLE ERGOTÉ. — Les épis de certaines céréales, et particulièrement du seigle, offrent quelquefois une excroissance végétale en forme d'éperon ou de corne, et qui porte le nom d'ergot : c'est une espèce de grain ordinairement courbe et allongé ; il est rarement arrondi dans toute sa longueur ; on y remarque le plus souvent trois angles mousses et des lignes longitudinales qui se portent d'une extrémité à l'autre ; on y aperçoit quelquefois de petites cavités qu'on croirait formées par des piqûres d'insectes. La couleur de l'ergot n'est point noire, mais violette plus ou moins foncée ; on remarque sur la plupart des grains dont il s'agit quelques traces blanchâtres à l'une des extrémités, celle par où l'ergot est adhérent à l'épi. L'écorce violette de ces grains recouvre une substance d'un blanc terne et d'une consistance assez ferme. Les grains ergotés se rompent facilement, et se cassent net en faisant un petit bruit comme une amande sèche. A

15.

l'état de grain, l'ergot n'a une odeur désagréable que quand il est frais et réuni en grande quantité ; mais s'il est réduit en poudre, cette odeur est plus sensible et plus développée ; il imprime alors à la langue une saveur légèrement mordante et analogue à celle du blé corrompu. L'ergot ne doit être confondu ni avec le charbon ni avec la carie.

Le pain contenant du seigle ergoté offre des taches ou des points de couleur violette ; sa pâte a même quelquefois une teinte de la même couleur.

Lorsque le pain ne contient qu'une petite quantité de seigle ergoté, ses effets se bornent à plonger dans une espèce d'ivresse ou d'assoupissement. Mais s'il en renferme une forte proportion, ou que l'usage en soit prolongé, il en résulte une affection grave nommée ergotisme gangreneux, dont voici les symptômes : la maladie débute par une douleur très-vive avec chaleur intolérable aux orteils ; la douleur monte, s'empare du pied et gagne la jambe ; le pied devient bientôt froid, pâle, livide. Le froid s'empare de la jambe qui est très-douloureuse, tandis que le pied est devenu insensible. Les douleurs sont plus vives la nuit que le jour ; il y a de la soif, mais l'appétit se soutient et le malade fait régulièrement ses fonctions. Il ne peut se mouvoir ni se soutenir sur ses pieds. Bientôt il paraît des ta-

ches violettes, des ampoules; la gangrène
se montre avec toute son horreur et monte
jusqu'au genou. La jambe se détache de
son articulation et laisse voir une plaie
vermeille qui se ferme avec facilité, à
moins que le malade, mal nourri, habitant
un lieu froid et humide, couché dans un
lit infecté de matières gangréneuses, ne
pousse de nouveau des miasmes putrides.

Si la maladie est légère et qu'il n'y ait
qu'un peu de fièvre, de l'embarras dans la
tête et quelques mouvements convulsifs, on
donnera, dit M. Orfila, 4 à 5 cuillerées d'une
potion antispasmodique, et on fera boire de
l'eau dans laquelle on aura exprimé du jus
de citron.

Si quelques symptômes annoncent l'approche de la gangrène, on cherchera à les
prévenir. On placera le malade dans un lit
bien propre dont on renouvellera fréquemment les couvertures. Si le malade se
plaint d'engourdissement et de froid aux
membres, on lui fera prendre des bains de
jambes avec une décoction de plantes aromatiques, telles que la lavande, le romarin,
la sauge, animée avec du vinaigre. Au sortir du bain, on frottera le pied et la jambe
avec la main ou mieux encore avec de la
laine; on les couvrira ensuite de compresses
trempées dans l'infusion de fleurs de sureau
ou d'oranger, à laquelle on ajouterait 15 à
20 gouttes d'alcali volatil par verre; ces

compresses peuvent également être trempées dans une lessive de cendres. Si l'engourdissement persiste, on met de larges
vésicatoires sur les endroits voisins des
membres engourdis ; enfin si rien ne peut
empêcher le développement de la gangrène,
on applique plusieurs fois par jour sur les
membres la fomentation suivante. On fait
bouillir dans un litre d'eau 125 grammes
d'alun calciné, 90 grammes de vitriol ro-
main, 32 grammes de sel de cuisine ; on
réduit la liqueur jusqu'à moitié.

SEL DE JUPITER. — Voyez *Etain*.

SEL DE NITRE. — Voyez *Potasse*.

SEL DE TARTRE. —Voyez *Potasse*.

SERPENT. — La vipère commune et ses
diverses variétés, notamment l'aspic, sont
dans nos climats les seules espèces de ser-
pents dont la morsure soit suivie d'accidents
graves. Voyez le mot *Vipère*.

Il est fort utile de pouvoir reconnaître si
une morsure faite par un reptile a été produite par une couleuvre ou par une vipère.
Cette distinction est en effet très-importante puisque dans le premier cas il n'y a
rien à faire parce qu'aucun accident n'est à
craindre, tandis qu'il faut se hâter d'agir
si la morsure a été faite par une vipère.

On reconnaîtra toujours une morsure de vipère en ce que la plaie se composera d'un certain nombre de petits trous de grandeur égale formant une double ligne allongée, et que dans le point opposé on verra deux trous, quelquefois un seul mais plus profonds, plus larges, qui seront le résultat des deux ou d'un seul des crochets venimeux. La partie sur laquelle existeront ces trous plus profonds n'en présentera pas de petits, parce que dans les reptiles venimeux la mâchoire supérieure ne porte pas d'autres dents que les crochets. Si au contraire les deux parties opposées de la plaie ne présentent que des trous d'égale grandeur et forment à peu près deux lignes circulaires et opposées, on pourra avec certitude reconnaître une morsure de couleuvre.

Sinapisme. — Catasplasme dont la moutarde fait la base. On le prépare en mêlant dans un pot de faïence une certaine quantité de farine de moutarde que l'on délaie avec de l'eau tiède. Cette simple préparation donne un sinapisme beaucoup plus actif qu'avec le vinaigre qui neutralise une partie des effets de la moutarde.

Sirop de diacode. — Voyez *Opium.*

Sublimé corrosif. — Voyez *Mercure.*

SULFURE DE POTASSE. — Voyez *Foie de soufre*.

SOUDE. — L'empoisonnement par la soude caustique et le sous-carbonate de soude (*lessive des savonniers, alcali minéral caustique*) offre les mêmes symptômes que l'empoisonnement par la potasse. Le traitement est le même ; il consiste, comme nous l'avons déjà dit, à administrer de suite de l'eau vinaigrée ou de la limonade citrine (un quart de vinaigre ou de jus de citron, pour trois quarts d'eau). On donne plus tard avec avantage, suivant M. Chereau, une potion huileuse préparée avec de l'huile d'amandes douces.

STAPHYSAIGRE OU HERBE AUX PORCS. — Voyez *Plantes vénéneuses irritantes*.

SUCRE DE SATURNE OU SOUS-ACÉTATE DE PLOMB. — Voyez le mot *Plomb*.

SUFFOCATION. — Voyez *Étouffement*.

TABAC. — Voyez *Plantes vénéneuses narcotico-âcres*.

TARTRE STIBIÉ OU EMÉTIQUE. — Voyez *Antimoine*.

TISANE. — On donne le nom de tisanes à des boissons aqueuses, peu chargées de principes médicamenteux, et dont le malade se sert habituellement dans la journée. On les prépare ou par infusion ou par décoction. Voyez ces mots.

Tisane de chiendent. On lave 32 grammes environ de chiendent dans de l'eau froide, on le coupe aussi menu que possible avec des ciseaux, et on le fait bouillir pendant une demi-heure dans la quantité d'eau nécessaire pour obtenir un litre de tisane. Si on y ajoute de la racine de réglisse, il faut ne l'y mettre que vers la fin et la laisser simplement infuser pendant une heure; car si on la faisait bouillir avec le chiendent, l'action prolongée de l'eau chaude détacherait une matière résineuse très-àcre que cette racine contient naturellement, et qui détruirait l'action rafraîchissante de la tisane. On met ordinairement 16 grammes de réglisse pour 32 grammes de chiendent,

Tisane d'orge ou *Eau d'orge.* On fait bouillir 20 grammes d'orge lavée à l'eau froide dans une quantité d'eau suffisante pour qu'elle crève bien, et qu'il reste un litre de liquide. On prépare de même les *tisanes de riz, de gruau,* etc. Si on met une quantité d'orge, de riz ou de gruau, trop considérable, on obtient une tisane lourde et indigeste.

Tisane de gomme. On lave à l'eau froide 16 grammes de gomme arabique entière, on la fait dissoudre à froid dans un litre d'eau , et on passe.

Les tisanes de feuilles d'oranger, *de pensée sauvage, de capillaire, de bourrache, de chicorée, de charbon béni, de scabieuse, de véronique,* se préparent en mettant infuser pendant une demi-heure 12 grammes de la plante dans 1 litre d'eau.

Les tisanes de tilleul, de violette, de guimauve, de bouillon blanc, de petite centaurée, de tussilage, de roses rouges, se préparent aussi par infusion ; la dose de ces fleurs n'est que de 8 grammes par litre d'eau.

On prépare aussi de la même manière, mais seulement avec 4 grammes, les *tisanes de fleurs d'arnica, de coquelicot et de sureau.*

Tisane de bardane. On fait infuser 32 grammes de racine de bardane, pendant quatre heures dans un litre d'eau bouillante.

On prépare de même les tisanes avec les *racines d'asperges, de saponaire, de patience, de ratanhia, de guimauve, de fougère mâle, chardon roland* et avec les *écorces de quinquina , de sureau et de simarouba.*

Les tisanes de *polygala de Virginie, de quassia, de sassafras, de valériane,* se préparent en faisant infuser pendant deux heures 8 grammes de la racine dans un litre d'eau bouillante.

Tisane pectorale ou de *fruits pectoraux.* (dattes, jujubes, figues sèches et raisins secs.) Elle se fait avec 32 grammes de chacun de ces fruits. On enlève les noyaux des dattes et des jujubes, et l'on fait bouillir le tout pendant une heure dans une quantité d'eau suffisante pour qu'il reste un litre de liquide ; on passe et on sucre.

On peut ranger parmi les tisanes les *bouillons de rouelle de veau, de mou de veau, de poulet, d'écrevisses, de tortues et de grenouilles.* La dose de ces viandes est de 125 grammes pour 1 litre d'eau. On fait cuire à une douce chaleur, pendant deux heures, dans un vase couvert, et on passe le bouillon quand il est refroidi.

VACCINE.— Nous ne dirons rien des avantages inappréciables de cette opération dont nous avons déjà parlé dans notre *Traité d'hygiène.* Nous répèterons seulement, avec un auteur, que la vaccine doit être considérée comme le plus beau présent fait à l'homme pour conserver sa vie et sa santé, en évitant des dégradations horribles et meurtrières.

L'opération de la vaccine est de la plus grande simplicité ; elle n'exige pas d'autre talent, comme le dit Coster, que celui de savoir faire une égratignure. Mais il est nécessaire d'avoir du vaccin véritable, parvenu à sa maturité complète, et qui ait conservé ses propriétés ; car il peut dégénérer, et alors ne plus être préservatif.

Le vaccin doit être pris le plus promptement possible, aussitôt qu'il est produit, et aussi longtemps qu'il est transparent, le sixième ou le septième jour après la vaccination. Plus tôt il est inoculé, plus il est contagieux et plus son action est certaine. Quand il est jaune et qu'il ressemble à du pus, il a déjà perdu de sa vertu. Du reste, il doit être pris sur un individu sain, et qui ne soit infecté ni de scrophules ni de maladie vénérienne.

Une condition essentielle pour que la vaccination réussisse complètement, c'est de transmettre le vaccin de bras à bras, c'est-à-dire de le prendre dans la pustule elle-même. On se sert pour cela d'une aiguille aplatie ou d'une lancette, on la plonge dans la pustule et l'on fait ensuite à chaque bras trois ou quatre piqûres, mais tellement superficielles qu'elles n'entament que l'épiderme, sans pénétrer dans la peau ; on ne doit voir paraître qu'une petite gouttelette de sang, car une plus grande quantité de ce liquide pourrait entraîner le vaccin et faire manquer l'opération. On recouvre les piqûres avec un petit morceau de linge pour éviter le frottement, et l'opération est terminée. On peut la pratiquer à toutes les époques de l'année et de la vie. Cependant le printemps et l'automne sont les saisons les plus favorables. On peut vacciner à tout âge ; mais l'expérience a prouvé que le meilleur est celui de deux à trois mois, suivant la force et la constitution de l'enfant.

Le deuxième et le troisième jour on ne remarque aucun changement à l'endroit des piqûres ; le quatrième jour se montre une tache rouge un peu saillante, qui s'élève davantage le cinquième jour, et au sommet de laquelle on aperçoit, le sixième, une petite pustule remplie d'une humeur aqueuse. Cette pustule commence à se développer le septième et le huitième jour ; cependant plus en largeur qu'en hauteur ; le huitième jour l'humeur devient jaunâtre et épaisse, alors les glandes de l'aisselle se gonflent légèrement, cependant quelquefois d'une manière peu sensible ; l'état du pouls, l'augmentation de la chaleur, un sentiment de lassitude, indiquent un léger mouvement de fièvre. Chez les grandes personnes, l'irritation est quelquefois plus prononcée ; on ne remarque ordinairement aucun trouble dans les fonctions de l'estomac ni dans l'appétit ; cependant il survient quelquefois une diarrhée légère et des vomissements. Les pustules ne tardent pas à se dessécher et à être remplacées par une croûte d'un brun foncé. La maladie est alors terminée.

On reconnaît une fausse vaccine aux caractères suivants : le bouton se forme trop promptement (le troisième ou le quatrième jour après la vaccination); au lieu d'être aplati et un peu creux dans son centre, il est arrondi et entièrement plein; on n'observe pas la rougeur qui se développe le huitième ou le neuvième jour autour des piqûres, et qui annonce que l'opération a parfaitement réussi.

La maladie artificielle occasionnée par la vaccine, n'exige du reste aucun traitement médical. Les vaccinés peuvent continuer leur genre de vie ordinaire; seulement il est prudent de garder la chambre le septième et le huitième jour, époque à laquelle on observe un mouvement de fièvre.

VARICES. — Les varices sont des tumeurs molles, inégales, noueuses, bleuâtres ou noirâtres, ne faisant éprouver au toucher ni pulsations ni douleurs, et occasionnées par la dilatation contre nature des parois des veines.

Les causes les plus ordinaires des varices sont, dit un auteur, tout ce qui peut comprimer une veine dans un point de son trajet, et s'opposer ainsi au retour du sang vers le cœur, comme grossesse, jarretières ou vêtements trop serrés; corps habituellement debout et surtout dans l'eau et les lieux humides; habitude d'être assis et plié en devant et de porter de pesants fardeaux; efforts de toute espèce, pléthore, usage des aliments huileux, gras, trop aqueux, vie sédentaire, action plus ou moins vive et plus ou moins prolongée du feu.

Le siége le plus ordinaire des varices est aux jambes et aux cuisses. Elles deviennent quelquefois très-grosses, douloureuses, se rompent ou s'enflamment, et donnent lieu à des ulcères très-difficiles à guérir. Les femmes y sont plus sujettes que les hommes, les vieillards que les jeunes gens.

Le traitement des varices se borne à s'opposer à leur accroissement ultérieur par une compression mécanique, continuellement exercée sur les parties qui en sont le siége, soit au moyen d'un bas de peau de chien ou d'une guêtre de toile lacée, soit en se servant d'une bande roulée et serrée médiocrement. Il faut porter ces bandes toute sa vie; sans cette précaution, la dilatation pourrait augmenter jusqu'à la rupture des veines.

Rien n'est capable de rendre aux veines les dimensions et le ressort qu'elles ont perdus, et les varices ne sont curables qu'au moyen d'une opération trop cruelle pour qu'on doive la conseiller; elle consiste dans l'extirpation des veines variqueuses.

Les varices qui arrivent pendant la grossesse disparaissent d'elles-mêmes après l'accouchement.

VERRUES. — Lorsqu'une verrue n'incommode ni par sa situation ni par son volume,

16.

il ne faut pas y toucher ; car pour l'ordinaire elle tombe et se détruit peu à peu ; mais on en voit quelquefois qui sont si grosses, ou tellement situées, que les personnes qui les portent désirent s'en débarrasser à cause de la difformité ou de la gêne qu'elles déterminent.

Lorsque la verrue est pédicule, c'est-à-dire, lorsqu'elle tient à la peau par une base très-retrécie, la meilleure méthode est de la lier avec un fil de soie ; si la base est plus large, on la coupe avec un bistouri ou bien on emploie les caustiques. L'instrument tranchant est préférable ; le meilleur procédé est de baigner d'abord la partie où est la verrue dans une eau de savon bien chaude, pendant une demi-heure, ce qui la gonfle et la rend presque insensible, puis de la couper par lames très-fines jusqu'à ce qu'il sorte une gouttelette de sang ; alors on cautérise la surface saignante avec de la pierre infernale.

Le sang qui s'écoule des verrues paraît avoir des propriétés contagieuses : M. Barruel, chimiste distingué, a montré à M. Cruveilhier une traînée de verrues sur le dos de sa main ; il lui dit qu'elles s'étaient formées sur le trajet du sang qu'avait fourni la section d'une verrue.

Si on redoute le bistouri et qu'on préfère les caustiques, on prend un morceau de diachylon gommé et on le perce d'un trou dans lequel on fait passer la verrue ; sans cette précaution, on risquerait d'endommager la peau environnante ; on applique alors le caustique qui peut être la pierre infernale, le beurre d'antimoine, l'acide nitrique ou la potasse, etc. Lorsque la verrue est brûlée, on la recouvre d'un emplâtre d'onguent de la mère ou de styrax. En général, les verrues doivent, autant que possible, être brûlées en une seule fois ou par un petit nombre d'applications.

Quelques auteurs conseillent de frotter les verrues deux ou trois fois par jour avec du sel ammoniac qui a été préalablement mouillé ; ce remède agit lentement, mais il ne cause ni douleur ni inflammation, et, à l'exception de quelques verrues d'une dureté particulière, il manque rarement de détruire celles pour lesquelles on l'emploie.

VERS. — Les symptômes principaux qui annoncent la présence des vers dans les intestins sont une faim vorace et irrégulière, des hoquets, la fétidité de l'haleine, des démangeaisons à l'anus et aux ailes du nez, la dilatation de la pupille, les yeux cernés, des mouvements brusques pendant le sommeil, quelquefois une petite toux sèche, etc.

On distingue trois espèces principales de vers intestinaux ; ce sont les *ascarides*, les *lombrics* et le *ténia* ou *ver solitaire*.

Les *ascarides* sont de petits vers blanchâtres, longs de 9 à 10 lignes seulement, et qui habitent surtout l'extrémité du canal intestinal près de l'anus; ils causent de violentes démangeaisons dans cette partie et s'échappent souvent avec les excréments. Il suffit pour les expulser d'administrer des lavements contenant un peu de rhubarbe et 25 ou 30 centigrammes de calomel, ou composés d'une décoction de mousse de Corse, de semen-contra ou de tanaisie; si ces ingrédients sont insuffisants, on ajoute au lavement 16 à 32 grammes d'huile de ricin. Ces médicaments opèrent également pris à l'intérieur.

Les *lombrics* ressemblent beaucoup aux vers de terre sous le rapport de la longueur et de la forme; seulement ils sont blanchâtres ou grisâtres au lieu d'être rouges. Les deux meilleurs vermifuges à employer en pareil cas sont le semen-contra et la mousse de Corse. Cependant il faut être très-sobre de ces deux remèdes chez les enfants. Avant l'âge de 18 mois à 2 ans, on parvient toujours à expulser les vers avec un simple mélange d'huile d'olives, de jus de citron et de sirop de pêches, de chaque 32 grammes. Depuis cet âge jusqu'à 7 ans, on peut donner de 4 à 12 grammes de semen-contra dans du miel, en trois ou quatre doses. On augmente un peu la dose pour les personnes plus âgées. La mousse de Corse s'emploie en décoction à la dose de 16 à 32 grammes dans un verre d'eau, en poudre à la dose de 4 grammes dans un verre d'eau sucrée, ou en sirop à la dose de 96 à 128 grammes dans un verre d'une infusion agréable.

Le *ver solitaire* se reconnaît facilement à sa forme aplatie en ruban et à sa couleur blanchâtre. Les symptômes qui annoncent sa présence sont assez équivoques, et l'on ne peut en être assuré que lorsqu'on en voit sortir des fragments par les selles ou par les vomissements. Les deux vermifuges avec lesquels on le combat avec le plus de succès, sont la fougère mâle et surtout l'écorce de racine de grenadier. La fougère mâle s'administre de la manière suivante ; le soir on prend une grosse soupe de pain préparée au beurre et ensuite un lavement si les selles sont difficiles ; le lendemain matin on prend en une seule fois 16 grammes de racine de fougère mâle en poudre, dans un verre d'eau. Si l'on éprouve des nausées on mâche une écorce de citron pour empêcher le vomissement. Deux heures après on prend 16 à 48 grammes d'huile de ricin, suivant l'âge, en une seule dose, avec partie égale de sirop ; l'expérience a prouvé que le succès était plus certain en ajoutant quelques gouttes d'éther au purgatif.

L'écorce de racine de grenadier s'emploie depuis quelques années avec beaucoup de

succès contre le ver solitaire. On en prend
64 grammes que l'on fait bouillir dans
quatre verres d'eau jusqu'à ce qu'ils soient
réduits à trois environ. On prend cette décoction à la dose d'un verre répétée d'heure
en heure. Souvent, dit un auteur, le ver
est rendu dès la deuxième verrée et quelquefois même dès la première. Néanmoins,
si cet effet n'a pas lieu, on continuera tant
que l'estomac et les intestins supportent
bien le traitement. Quelques médecins
ajoutent un peu d'éther à la décoction.

VERT DE GRIS. — Dénomination vulgaire
de l'acétate de cuivre. Voy. le mot *Cuivre.*

VINAIGRE RADICAL OU ACIDE ACÉTIQUE.
— Voyez *Acides.*

VIPÈRE. — La vipère est de tous les reptiles venimeux de l'Europe celui dont la
morsure est la plus dangereuse; sa piqûre
donne lieu à des accidents fort graves et
même quelquefois à la mort. Cette espèce
de serpent habite principalement les contrées
couvertes de rochers, de carrières et de forêts, et se rencontre très-rarement dans les
pays plats et marécageux où la couleuvre
est au contraire très-commune.

La vipère est peu agile et longue d'environ deux pieds; sa couleur est cendré
bleuâtre ou gris rougeâtre; elle porte des

bandes noires figurées en zig-zag, allant
de la tête à la queue, et des taches qui cor-
respondent à chaque angle rentrant ; elle
offre aussi une ligne noire en arcade ou en
V renversé au-dessous des yeux. Sa tête est
aplatie, presque en creux, plus large que
le reste du corps. Les couleuvres sont plus
grosses et habitent particulièrement les lieux
humides dans lesquels on ne rencontre presque jamais la vipère ; elles ont quatre ran-
gées de dents à la mâchoire supérieure,
deux à la mâchoire inférieure et ne présentent pas de crochets à venin comme les
vipères. Voyez le mot *Serpent.*

Lorsque la morsure de la vipère est peu
profonde, qu'elle a été faite par un reptile
engourdi par le froid ou dont le venin était
déjà épuisé par des morsures faites à d'autres
animaux, lorsque l'engorgement est peu
considérable, qu'il est borné à la partie
blessée, et que le malade n'éprouve ni faiblesse ni maux de cœur, il suffit de verser
quelques gouttes d'ammoniaque liquide (alcali volatil) dans la plaie, de la couvrir
avec une compresse épaisse et de la largeur
d'un pouce trempée dans le même médicament, et de frotter le membre pendant
un quart d'heure avec l'huile d'olives tiède,
puis de l'envelopper avec des compresses
molles trempées dans la même huile. A défaut d'huile d'olives, on peut employer le
beurre frais, les graisses douces et des ca-

taplasmes émollients. On associera à ce traitement externe l'usage de l'ammoniaque à
l'intérieur. La manière de l'administrer
consiste à en faire prendre 6 à 8 gouttes au
malade de deux heures en deux heures dans
une verrée d'infusion de thé, de fleurs de
sureau, ou mieux encore de feuilles d'oran-
gers.

Lorque la morsure a été faite pendant les
chaleurs de l'été, qu'une grande quantité
de venin a été introduite dans la plaie et
que le gonflement est considérable, il faut
recourir à un traitement plus énergique et
cautériser la plaie à peu près de la même
manière que nous l'avons dit à l'article *Rage*.
Les caustiques liquides méritent la préférence sur tous les autres à raison de la facilité avec laquelle ils pénètrent dans la plaie;
les plus usités sont le beurre d'antimoine,
l'acide sulfurique (huile de vitriol) et même
l'acide nitrique (eau forte). On prend un
petit morceau de bois mince et aigu à son
extrémité, on le trempe dans le caustique,
on appuie la pointe de ce morceau de bois
sur la morsure, et l'on y insinue une goutte
de caustique; on applique ensuite sur le
même endroit un bourdonnet ou tampon de
charpie de la grosseur d'un pois imbibé du
même caustique, on le maintient, en l'en-
vironnant de charpie sèche, avec une ban-
delette ou un emplâtre agglutinatif. Lorsque l'escarre est tombée, on applique sur

la morsure un cataplasme émollient, de mie de pain ou de farine de lin.

Un autre caustique dont l'usage est très-commode est le chlorure de chaux en poudre et concentré ; pour s'en servir, il suffit d'en délayer une petite quantité avec de la salive et de l'appliquer sur la plaie. Les personnes qui parcourent les bois ou qui fréquentent les lieux où se trouvent des vipères feraient bien de se munir d'un petit flacon rempli de cette substance qui remplace très-avantageusement l'alcali volatil.

Le *Cultivateur* indique comme très-efficace un autre remède auquel on ne saurait, dit-il, donner trop de publicité dans les campagnes, et qui peut être substitué très-efficacement à l'ammoniaque et aux autres substances qu'on se procure difficilement quand on est éloigné de la ville. On commence par pratiquer avec un canif trois ou quatre incisions plus ou moins profondes autour de la plaie, et on y applique un cataplasme composé de six gousses d'ail, d'une cuillerée de sel et d'un demi-verre de vinaigre. On écrase l'ail, on y ajoute le sel et le vinaigre, et on en fait une pâte assez claire qu'on étend sur un linge et qu'on applique sur la blessure. On renouvelle ce cataplasme toutes les demi-heures pendant quatre heures ; on laisse les deux derniers pendant douze heures.

VITRIOL.— L'huile de vitriol est la même

chose que l'acide sulfurique. Voyez l'article *Acides*.

VITRIOL BLANC OU SULFATE DE ZINC. — Voyez *Zinc*.

VITRIOL BLEU. —Dénomination vulgaire du sulfate de cuivre. Voyez le mot *Cuivre*.

ZINC.— Le sulfate de zinc (vulgairement *couperose blanche* , *vitriol blanc*) peut causer un empoisonnement dont les symptômes sont une sensation de serrement à la gorge, le refroidissement des pieds et des mains , de la douleur et de la chaleur au creux de l'estomac, des vomissements, des selles fréquentes, et la rétraction du bas-ventre. Le traitement consiste à favoriser le vomissement par de l'eau tiède et à donner au malade du lait ou des blancs d'œufs battus à neige et délayés dans de l'eau; on a aussi conseillé d'employer en pareil cas le sulfate de potasse, le beurre et la crème.

SUPPLÉMENT.

DES DOSES AUXQUELLES S'ADMINISTRENT LES MÉDICAMENTS LES PLUS USITÉS.

Nous avons pensé que l'indication des doses auxquelles s'administrent les principaux médicaments ne serait pas déplacée dans un traité de médecine domestique. Car, indépendamment des erreurs funestes qu'elle peut prévenir lorsqu'il s'agit de médicaments héroïques prescrits par l'homme de l'art, elle est d'une utilité incontestable pour tous les remèdes vulgaires qui font pour ainsi dire partie de la pharmacie du père de famille.

Nous ferons remarquer que la verrée vaut environ 120 grammes, la cuillerée à bouche 15 grammes, la cuillerée à café 4 grammes, et la goutte 5 centigrammes.— La palette dont on se sert pour la saignée vaut 90 grammes.

Acide citrique.— 1⁄2 gramme à 1 gramme, dans 1 litre de liquide.

Acide muriatique ou *hydrochlorique.* — 15 à 30 gouttes dans 1 litre de tisane.

Acide nitrique ou *Eau-forte.* — 20 à 30 gouttes dans 1 litre de liquide.

Acide prussique. — Poison qui tue à la dose d'une goutte. Etendu de six fois son poids d'eau, il forme l'acide prussique médicinal.

Acide prussique médicinal.—6 à 12 gouttes dans une potion.

Acide sulfurique ou *huile de vitriol.* — 20 à 30 gouttes par litre d'eau.

Acide tartrique. — 1 gramme à 1 gramme 1⁄2 dans un litre d'eau sucrée.

Aconit napel. — Extrait de suc non dépuré, 5 centigr. en pilules. — Alcoolature, 1 gramme en potion.

Alcool sulfurique ou *eau de Rabel.*—10 à 30 gouttes dans 1 litre d'eau.

Aloès. — Comme purgatif , 3 décigrammes à 2 grammes. — Comme stomachique , 1 décigramme.

Alun. — 3 à 6 décigr. en potion ou en pilule. — Pour gargarisme ou injection , 1 à 8 grammes dans un litre d'eau.

Ammoniaque ou *Alcali volatil*. — 10 à 12 gouttes dans 1 verre d'eau ou une potion. — Acétate d'ammoniaque , 8 à 64 gram. en potion. — Carbonate d'ammoniaque , 1 gramme.

Angusture vraie. — Poudre 1 à 3 grammes. — Électuaire, 15 à 30 grammes.

Assa fœtida. — 4 à 6 grammes triturés avec un jaune d'œuf pour lavement. — 3 décigrammes à 1 gramme en potion. — Teinture, 3 à 4 gouttes en potion.

Baryte. — Muriate de baryte, 2 à 5 décigrammes.

Baume du Pérou.—3 décigr. à 1 gramme 1/2 dissous dans un demi-jaune d'œuf en potion.

Baume de Tolu.—3 décigr. à 1 gramme en

potion. — Sirop de baume de Tolu, 30 grammes par litre de tisane ou en potion.

Beccabunga ou *Véronique*.—Suc, 60 à 120 grammes.

Belladone. — Poudre, 1 décigr. en pilule. — Extrait, 5 centigr. en pilule. — Teinture alcoolique, 12 gouttes en potion.

Bismuth. — Sous-nitrate, 5 centigr. à 2 grammes et plus.

Bistorte.— Racine, 15 grammes en décoction dans 1 litre d'eau. — Extrait, 1 à 4 grammes.

Bryone. — Poudre, 1 gramme et plus. — Extrait, 5 décigr. à 1 gramme.

Cachou.—Poudre, 4 décigr. à 4 grammes.

Cajeput (*huile de*). — 4 à 8 gouttes et au-delà.

Calomélas. — Comme purgatif et vermifuge, 3 décigr. à 1 gramme. — Comme altérant, 1 à 2 décigr.

Camphre. — 1{2 gramme à 1 gramme en potion.

Cantharides.—Poudre, 2 centigr. à 1 décigramme. — Teinture alcoolique, 2 décigrammes à 2 grammes en potion.

Casse. — En décoction 60 à 120 grammes par litre d'eau.—Pulpe, 15 à 60 grammes.

Castoréum. — Poudre, 1 à 8 grammes en pilule. — Teinture, 2 à 16 grammes en potion.

Ciguë. — Poudre, 1 décigr. en pilules. — Extrait de suc non dépuré ou dépuré, 5 centigr. en pilule.—Alcoolature, 1 gram. en potion.

Cochlearia. — Suc, 15 à 60 grammes par jour.

Colchique.—Poudre, 5 centigr. à 3 décigr. — Extrait, 1 centigr. à 1 décigramme.— Oxymel, 32 à 64 grammes. — Vinaigre, 8 à 30 grammes.

Columbo.—Extrait, 3 décigr. à 1 gramme.

Crème de tartre. — Comme purgative, 16

à 32 grammes. — Comme tempérante, 2 à 8 grammes.

Cresson de fontaine. — Suc, 60 à 120 grammes par jour.

Croton tyglium (*huile de*).—1 goutte dans 1 tasse de bouillon.

Cubèbe.—Poudre, 6 grammes trois fois par jour.

Datura stramonium.—Poudre, 5 centigr. à 1 décigr. successivement. — Extrait, 2 à 15 centigr.

Digitale.— Poudre, 5 centigr. à 6 décigr. en pilule. — Sirop, 15 à 60 grammes.

Diascordium.— 2 à 8 grammes.

Eau de Luce. — 10 à 20 gouttes dans un verre d'eau.

Eau de Rabel. — 10 à 30 gouttes dans 1 litre d'eau ou de tisane.

Émétique ou *Tartre stibié.*—Comme vomitif, 5 à 15 centigr. dans un 1/2 verre d'eau tiède, en une ou deux fois, à un quart d'heure d'intervalle.

Épurge (huile d'). — 12 gouttes dans une tasse de bouillon.

Éther sulfurique. — 5 à 6 gouttes sur un morceau de sucre. On peut aller jusqu'à 1 ou 2 grammes.

Éther sulfurique alcoolique, ou *Liqueur d'Hoffmann.* — 10 à 12 gouttes.

Fer. — Limaille porphyrisée, 5 décigr. à 1 gramme par jour. — Oxide de fer noir ou éthiops martial, 2 décigr. à 1 gramme. — Oxide de fer brun ou safran de mars apéritif, même dose. — Carbonate de fer, 6 décigr. à 1 gramme 1/2.

Fève Saint-Ignace. — Poudre, 5 à 15 centigrammes. — Extrait aqueux, 5 à 15 centigrammes.

Fougère mâle. — En poudre, comme vermifuge, 8 à 32 grammes.

Galbanum. — Teinture, 10 à 20 gouttes.

Gaïac. — Poudre, 1 à 2 grammes. — Décoc-

tion, 15 à 60 grammes par litre d'eau.
—Extrait, 1 à 2 grammes.

Gentiane. — Poudre, 1 à 2 grammes. —
Extrait, 1 gramme à 1 gramme 1/2. —
En décoction, 8 à 16 grammes par litre
d'eau.

Gomme gutte.—Poudre, 3 décigrammes à 1
gramme.

Grenadier.— Racine, 60 grammes en décoction dans 1 litre d'eau.

Huile animale de Dippel. — 5 à 20 gouttes
sur un morceau de sucre.

Iode. — Teinture, 15 à 20 gouttes dans un
verre d'eau sucrée. — Solution d'hydrio-
date de potasse, 10 à 20 gouttes.

Ipécacuanha.—En poudre, comme vomitif,
12 décigr. en 3 doses que l'on prend à un
quart d'heure d'intervalle. — Sirop, employé pour les enfants, 16 grammes en
deux fois.

Jalap.—Poudre, 1 à 2 grammes.—Résine,
3 à 6 décigrammes.

Jusquiame.—Poudre, 2 décigr.—Extrait, 1 décigr. — Teinture alcoolique, 12 gouttes en potion.

Kermès minéral.—5 centigr. à 1 gramme et plus.

Laurier-cerise.—Eau distillée, 5 à 20 gouttes et plus. Jusqu'à 30 grammes en potion.

Lichen d'Islande. — En décoction, 15 à 30 grammes dans 1 litre 1/2 d'eau que l'on fait réduire à 1 litre. — Gelée, 30 à 60 grammes.

Liqueur arsénicale de Fowler.— 2 à 5 décigrammes.

Liqueur de Van-Swieten. — 15 à 60 gram.

Magnésie calcinée.—Comme purgative, 4 à 16 grammes. — Comme anti-acide, 3 décigr. à 1 gramme.

Manne. — Comme purgative, 30 à 60 grammes. — Comme pectorale, 15 à 30 grammes.

Mercure.—Oxide noir, 1 à 4 décigr. deux fois par jour. — Mercure soluble d'Habremann, 3 centigr. à 3 décigrammes.— Deuto-chlorure de mercure ou sublimé corrosif, 2 milligr. à 2 centigr. — Sulfure rouge de mercure ou cinabre, 1 à 2 grammes.

Morphine.— Acétate, 1, 2 à 5 centigr. — Citrate, sulfate, hydrochlorate, même dose. — Sirop, 30 à 60 grammes en potion, ou par cuillerée à café d'heure en heure.

Mousse de Corse.— 15 à 30 gram. en décoction dans un verre d'eau pour les adultes. 4 grammes pour un enfant de 2 ans. — Sirop, 90 à 130 grammes dans un verre d'eau ou d'infusion.

Nerprun. — Sirop, 30 à 60 grammes.

Nitrate de potasse.— 5 décigr. à 2 grammes dans 1 litre de tisane.

Noix vomique.— Poudre, 5 centigrammes à 8 décigrammes. — Extrait alcoolique, 2 centigr. à 1 décigr.

Opium.— Extrait, 2 à 10 centigr. en pilules. — Vin d'opium composé, ou laudanum liquide de Sydenham, 12 à 30 gouttes. — Sirop d'extrait d'opium, 30 grammes en potion. — Sirop diacode, 30 à 60 gram. en potion.

Or.—Chlorure ou muriate d'or, 6 milligr. à 2 centigr. en friction sur la langue et les gencives. — A l'intérieur, 2 milligr. en pilules.

Phosphate de soude. — 45 grammes.

Phosphore. — 1 centigr. à 10 centigr. dissous dans l'éther.

Pilules asiatiques. — 1 à 2 par jour.

Pilules d'Anderson. — 2 à 6 par jour.

Pilules de Belloste. — 2 par jour.

Pilules de Blaud. — 2 par jour; on peut élever la dose jusqu'à 30.

Pilules de Bontius. — 2 à 6 par jour.

Pilules de cynoglosse. — Pilules de 10, 15 à 20 centigr. à prendre le soir.

Pilules de Meglin.—1 par jour; élever la dose jusqu'à ce qu'il surviennedes vertiges.

Pilules de Morton. — 2 à 6 par jour.

Dict. de méd.   18

Potasse.—Acétate de potasse ou terre foliée de tartre, 2 grammes à 8 grammes. — Sulfure de potasse, 2 centigr. à 2 décigrammes.

Poudre de Dower.—3 à 6 décigr. par jour.

Quinine (sulfate de).—A l'intérieur, 1 décigr. à 4 grammes par jour. — Par la méthode endermique, 2 à 4 décigrammes.

Quinquina.—Poudre, comme fébrifuge, 15 à 30 grammes. — Comme tonique, 5 décigrammes à 2 grammes.

Ratanhia. — Extrait, 1 à 4 grammes. — Poudre, 4 à 8 grammes.

Rhubarbe.—Poudre, comme purgative, 4 à 16 grammes. — Comme tonique, 2 décigrammes à 2 grammes.

Ricin (huile de). — 32 à 64 grammes.

Sabine.—Poudre, 5 décigr. à 1 gramme.— Infusion, 1 à 2 grammes dans un litre d'eau.

Safran.—Poudre, 6 décigr. à 1 gramme.— Infusion, 1 à 2 grammes par litre d'eau.

Salsepareille.—Décoction, 30 à 120 gram. par litre d'eau. — Extrait, 6 décigr. à 4 grammes. — Sirop, 15 à 60 grammes.

Sassafras.—En infusion, 15 à 60 grammes par litre d'eau.

Scammonée. — 3 à 6 décigr. en pilules.

Scille. — Poudre, 2 centigr. à 3 décigr.— Oxymel scillitique, 8 à 32 grammes. — Miel scillitique, 4 à 8 grammes.

Sel d'Epsom. — 30 grammes dans 1 litre d'eau.

Sel de Glauber. — 30 à 45 grammes dans 1/2 litre d'eau.

Sel de Seignette. — Même dose.

Semen-contra.—En poudre, 1 à 4 grammes dans du miel ou 1 verre de lait.

Séné. — 8 à 16 grammes en infusion.

Simarouba. — Poudre, 1 à 2 grammes.— Décoction, 4 à 12 grammes dans 1 litre d'eau.

Solution de Péarson. — 1 à 2 grammes en 2 doses.

Soufre.—Comme purgatif, 8 à 16 grammes. — Comme diaphorétique, 1 à 4 grammes. — Tablettes, 4 à 8 par jour.

Squine. — Décoction, 60 à 90 grammes dans 1 litre d'eau.

Strychnine. — 5 à 10 milligr. à l'intérieur. — A l'extérieur, sur un vésicatoire, 5 à 25 milligrammes.

Tamarin.—En décoction, 30 à 60 grammes dans 1 litre d'eau.

Thériaque. — 2 à 4 grammes.

Tormentille.—Racine, 15 grammes en décoction dans 1 litre d'eau. — Extrait 1 à 4 grammes.

Zinc.—Oxide ou fleurs de zinc, 2 à 5 décigr. plusieurs fois par jour. — Sulfate de zinc, à l'intérieur, 5 centigr. à 2 décigr. — A l'extérieur, 3 décigr. à 1 gramme dans 120 grammes d'eau. — Cyanure de zinc, 1 à 5 centigr. en potion.

DES EAUX MINÉRALES.

On donne le nom d'*eaux minérales* à des eaux qui sortent du sein de la terre chargées de substances médicamenteuses. Ces substances sont des sels neutres, des acides, du fer, du soufre, etc. Elles sont tantôt froides, tantôt tièdes ou même chaudes. Dans ces derniers cas, on les nomme *eaux thermales*.

On peut diviser les eaux minérales en cinq classes : 1° en *sulfureuses*; 2° en *acidules* ou *gazeuses* ; 3° en *alcalines* ; 4° en *ferrugineuses* ; 5° en *salines*.

EAUX MINÉRALES SULFUREUSES.

Ces eaux contiennent, comme leur nom l'indique, une quantité plus ou moins considérable de soufre. Elles ont une odeur et une saveur d'œufs pourris, et noircissent le plomb et l'argent. Elles sont spécialement conseillées dans les maladies chroniques de la peau. On les a aussi vantées dans les maladies chroniques de la poitrine ; mais elles ne conviennent que lorsque ces affections ne sont pas accompagnées d'une irritation trop vive. On les emploie aussi

avec beaucoup de succès dans le traitement
des blessures et des plaies d'armes à feu.
Elles réussissent aussi très-bien chez les
scrofuleux. Nous allons donner l'indication des sources les plus fréquentées.

Aigues-Bonnes, petit village à 7 lieues de
   Pau, département des Basses-Pyrénées.
   Saison, depuis la fin de mai jusqu'à la
   mi-septembre. Thermales.

Aix, en Savoie, petite ville à 2 lieues de
   Chambéry. Du 15 mai au 15 septembre.
   Thermales.

Baréges, à 9 lieues de Tarbes, département
   des Hautes-Pyrénées. Du 1er juin au 15
   septembre. Thermales.

Cauterets, au pied des Pyrénées, à 10 lieues
   de Tarbes, Hautes-Pyrénées. De juin en
   octobre. Thermales.

Enghien, à 4 lieues de Paris, Seine-et-Oise.
   1er mai au 1er octobre. Froides.

Schinznach, Suisse, canton de Berne, à
   7 lieues de Bâle. 15 mai au 15 septembre.
   Thermales.

Saint-Sauveur, Hautes-Pyrénées. De mai en octobre. Thermales.

_ *Uriage*, Isère. Du 15 mai au 15 septembre. Froides.

***

EAUX MINÉRALES ACIDULES OU GAZEUSES.

L'acide carbonique est le principe dominant qui communique aux eaux acidules la saveur aigrelette dont elles sont douées. Outre cet acide, quelques-unes renferment des sels de différente nature, et qui leur communiquent en conséquence des propriétés particulières, analogues aux substances qui entrent dans leur composition.

Les eaux gazeuses sont diurétiques et stimulent le canal digestif : elles sont excellentes pour combattre la soif. Elles sont un excellent moyen contre le vomissement, lorsque cette affection ne dépend pas d'une altération de l'estomac ; aussi les conseille-t-on avec succès aux femmes enceintes qui sont sujettes aux envies de vomir durant les premiers mois de la grossesse.

Châteldon, Puy-de-Dôme. Saison, 1er mai au 1er octobre.

Sainte-Marie, Cantal. 1er mai au 1er octobre.

Vic-sur-Cére, Cantal. 1er juin au 15 septembre.

Seltz, duché de Nassau (non fréquentée). Nous avons indiqué dans le *Manuel d'économie domestique*, page 137, la manière de préparer l'eau de Seltz artificielle.

EAUX MINÉRALES ALCALINES.

Ces eaux, qui contiennent toutes une proportion plus ou moins forte de carbonate de soude ou de potasse, sont très-utiles dans les maladies chroniques dont le siége est dans les viscères du bas-ventre, et particulièrement dans les engorgements du foie et de la rate, et dans les coliques hépatiques. Elles sont utiles pour dissoudre certaines espéces de calculs, et jouissent d'une utilité incontestable dans toutes les affections goutteuses.

Bourbon-l'Archambault, à 6 lieues de Moulins, département de l'Allier. Saison, 15 mai au 1er octobre.

Bussang, Vosges. Non fréquentées.

Carlsbad, Bohème. 15 juin au 15 octobre.

Mont-d'Or, Puy-de-Dôme. Du 15 juin au 15 septembre.

Néris, Allier. 20 mai au 15 octobre.

Plombières, Vosges. 15 juin au 15 septembre.

Saint-Alban, Loire. 1er juin au 1er septembre.

Vichy, Allier. Saison, 15 mai au 15 septembre.

EAUX MINÉRALES FERRUGINEUSES.

Ces eaux contiennent une proportion plus ou moins considérable de parties ferrugineuses, surtout du carbonate de fer. On les emploie ordinairement dans toutes les circonstances où l'on peut prescrire le fer ; mais toutes les fois qu'on le peut, on doit donner la préférence aux eaux ferrugineuses. Les cas dans lesquels on en obtient particulièrement des succès, sont la suppression des menstrues, les pâles couleurs, les convalescences après les maladies de longue durée, les scrofules, les épuisements par suite d'hémorrhagies excessives, etc.

Les principales sources ferrugineuses sont les suivantes :

Contrexeville, Vosges. Saison, du 15 juin au 15 septembre.

Cransac, Aveyron. Saison, 1er juin au 1er octobre.

Forges, Seine-Inférieure. 1er juillet au 15 septembre.

Pyrmont, Westphalie. 1er juin au 1er septembre.

Spa, Belgique. Saison, 1er juin au 15 octobre.

EAUX SALINES.

On donne généralement le nom d'eaux salines à celles des eaux minérales qui n'étant ni sulfureuses, ni alcalines, ni ferrugineuses, ni acidules, ont pour principes prédominants quelques sels. Parmi les eaux salines, plusieurs sont purgatives ; d'autres agissent comme diurétiques, c'est-à-dire favorisent la sécrétion de l'urine.

Les eaux salines, dit M. Bouchardat, sont en général utiles dans les engorgements des viscères abdominaux, les calculs biliaires, le catarrhe de la vessie, la suppression des règles, les maladies scrofuleuses. On les emploie dans les paralysies, dans les contractions des muscles, dans les maladies des os et des articulations, dans les affections rhumatismales chroniques.

Voici les principales :

Aix, Bouches-du-Rhône. 1er mai au 1er octobre.

Baden ou *Bade*, grand-duché de Bade. 1er juin au 15 septembre.

Bagnères-les-Bigorre, Hautes-Pyrénées. 1er juin au 15 octobre.

Balaruc, Hérault. 1er mai au 1er octobre.

Bourbonne-les-Bains, Haute-Marne. 1er juin au 1er octobre.

Luxeuil, Haute-Saône. 1er mai au 15 octobre.

Niederbronn, Bas-Rhin. 15 juin au 15 septembre.

Saint-Gervais, Savoie. 1er mai au 1er octobre.

Ussat, Ariège. Saison, 1er juin au 1er octobre.

Wisbade, duché de Nassau. 1er juin au 1er octobre.

FIN.

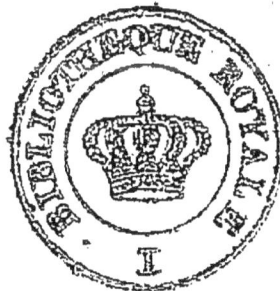

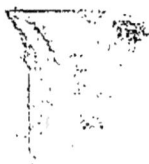

www.ingramcontent.com/pod-product-compliance
Lightning Source LLC
Chambersburg PA
CBHW070516200326
41519CB00013B/2822